外食族 必學的
健康擇食法

**10大外食技巧✕13種外食情境，
營養師的健康飲食生活提案**

吳映澄
營養師——著

推薦序
Recommendation

　　1981 年的時代，台灣社會曾發起一項「爸爸回家吃晚飯」的社會運動，呼籲父親們準時下班回家用餐享受家庭時光，然而從此之後，雙薪家庭的比重即從 1980 年的 33.23%（資料來源：為行政院主計處，2010a）的《人力運用調查報告》），直至 2024 年的 66.8%（資料來源：yes123 求職網 2023 年調查），44 年間中，成長一倍，代表著在現代生活中，事業與工作的繁忙成為既定事實，造成現今台灣約有九成以上的人口，都會有一天之中的某些時刻依賴外食來解決每日三餐。

　　然而，外食所伴隨的高油、高鹽、高糖問題，不僅影響健康，也讓肥胖、慢性病等風險悄然升高，而且國人近年來十大死因排名中，有七項都跟飲食息息相關，包括惡性腫瘤、心臟疾病、腦血管疾病、糖尿病、腎臟病變、高血壓、肝硬化等，可見，外食對健康的影響可說是非常巨大，相信這也是本書作者吳映澄營養師寫作的主要動機。

　　作為一名致力於食育推廣的媒體人，我深知現代外食族的困境：在享受便利與美味的同時，如何平衡營養，為健康把關？而本書便是解答這一難題的實用工具書。

映澄營養師不僅深刻洞悉外食族面臨的飲食挑戰，還以詳實的科學依據、詳盡的分析與實用的飲食技巧，為外食族提供真實可行的解決方案，全書總共分為四大章節，每一節的內容都環環相扣，既有針對外食健康風險的剖析，也有如何選擇健康外食的具體建議，堪稱是每一位現代生活者的健康飲食指南。

　　書中以大量的營養學與食品科學研究結果為依據，從高油、高鹽、高糖飲食對身體的潛在危害，到久坐、職場壓力與不規律作息等生活型態的健康風險，層層解構外食習慣對國人健康的深遠影響。同時，作者更以 10 項外食技巧為核心，深入解析從烹調方式的選擇、食材挑選到營養補充的多面向細節。無論是透過原型食物的篩選來降低加工食品風險，還是學會食品標示的閱讀方法，每一個細節都極具實操性，可以幫助讀者在外食時輕鬆做出健康與美味的選擇。

　　我個人覺得尤其是第四章的「外食攻略」，更是重視飲食健康的外食族一定要閱讀的章節，因為映澄營養師針對每個人日常一定會遇到的超商、夜市、早餐店等 13 種常見外食場景，提供具體的建議與搭配範例，這種貼近日常的實用設計，絕對能幫助讀者在外食中避免健康地雷。

推薦序

　　時代的進步，讓男男女女都可以遠離廚房，減少料理的時間，進而成就個人期望的理想實踐，這是外食所帶來的便利價值，當然每件事都有正反效益的兩面，因此外食行為也無可避免地面臨健康的挑戰，這本書的誕生，恰如其分地滿足了外食族對健康的迫切需求，為如何從細節中改變飲食方式，提供了有力的指引，身為《食力》的總編輯，我誠摯推薦這本書，期盼它能成為每位外食族心中那盞指路明燈，帶領大家在外食的美味中，也能擁抱健康的未來。最後，也是最重要的是，這本書最高的價值並非是要每個人餐餐都依照這樣營養與健康的方式來擇食，而是讓人們對於飲食可以保有更多的理性判斷，健康很好、美味很重要、營養也是。

食力創辦人暨總編輯　童儀展

推薦序
Recommendation

　　作為一位長期研究身體活動、久坐與飲食等健康行為的研究者，我認為本書在當前臺灣外食文化盛行的環境中，具有相當重要的實用價值。作者以其深厚的營養專業背景，結合臨床實務經驗，提出了一個極為重要的觀點 — 與其不斷強調自備餐食的理想性，不如務實地協助大眾如何在外食情境中做出相對健康的選擇。這樣的飲食思維，更能回應現代人在工作與生活型態改變下的真實需求。　值得一提的是，本書每個章節都建立在實證的營養科學基礎之上，同時又兼顧了在實際生活落實的可行性。整體而言，本書不僅能協助廣大外食族群建立正確的飲食觀念，更能實質引導他們在日常生活中做出更明智的健康行為選擇。

國立臺灣師範大學
運動休閒與餐旅管理研究所

廖邕 教授

作者序
Author's Preface

「當外食成為生活中不可避免的日常，與其一味強調自備餐食的好處，不如設身處地站在外食族的角度，幫助他們正確且健康的享用外食，這才是實際的關懷與體貼。」

台灣便利的生活環境，造就了蓬勃的外食文化，成為許多人生活中不可或缺的一部分。無論是因為工作繁忙、在外求學、社交應酬，或是追求生活的便利性，許多人不得不選擇外食。我自己就是其中之一，長期在外工作和求學，深知無法自備餐食或在家用餐的種種難處。這些廣大的外食人口需求，應該被滿足、被照顧，與其一味地對外食族群強調自備餐食的好處，不如設身處地站在他們的角度，幫助每一位關心健康的外食族，正確選擇並兼顧健康的享用外食，這才是更實際的關懷與體貼，也是我撰寫這本書的初衷。

這本書不只是一本健康飲食指南，更是一本為外食族量身打造的實用工具書，內容不僅涵蓋營養知識，也包含具體可行的飲食技巧和擇食方法，並提醒外食族可能面臨的健康風險。全書分為四個章節，前半部針對上班族的飲食和生活型態，詳細探討外食對健康的影響性，並建立正確的健康觀念。本書的後半部，則是提供外食族終身受用的擇食技巧，每當需要外食時，都能直接運用這些飲食技巧，在不同的外食場域和情境中，做出對健康更友善的選擇。

第一章節，主要在探討外食族的飲食型態，許多人容易輕忽高油、高鹽及高糖飲食的健康危害和肥胖風險。大家都知道加工食品吃太多不健康，而其中到底隱藏了什麼問題？部分市售食品善於包裝行銷，披著健康食物的外衣，本書將破解這些常見的偽健康營養迷思。另一方面，外食的衛生安全也是不容忽視的隱憂，本書也會幫助大家在外食時挑選出衛生安全的店家。

　　第二章節則聚焦於外食族的生活型態，例如上班族常見的久坐不動、職場高壓環境、加班延遲進食和睡眠不足，這些看似微不足道的日常細節，其實都是健康的隱形殺手，並可能是造成肥胖的潛在重要風險。在這章節中，除了深入探討這些問題，也會提供實用的改善建議和方法，幫助外食族重新調整生活習慣。

　　第三章節則是本書的核心重點，分享外食族必學的 10 大飲食技巧，這些技巧相當實用，一旦熟悉將受用無窮。內容涵蓋食物分類與份量代換的基本概念，以及如何選擇健康的烹調方式；針對用餐時的進食順序、食材挑選，也會詳細地解說；同時根據歷年來國民營養調查的結果，整理出外食族容易缺乏的營養素；此外，針對包裝食品也會詳細解析食品標示挑選訣竅，幫助外食族輕鬆養成健康的飲食習慣，無論面對哪種外食選擇，都能聰明搭配、正確擇食。

作者序

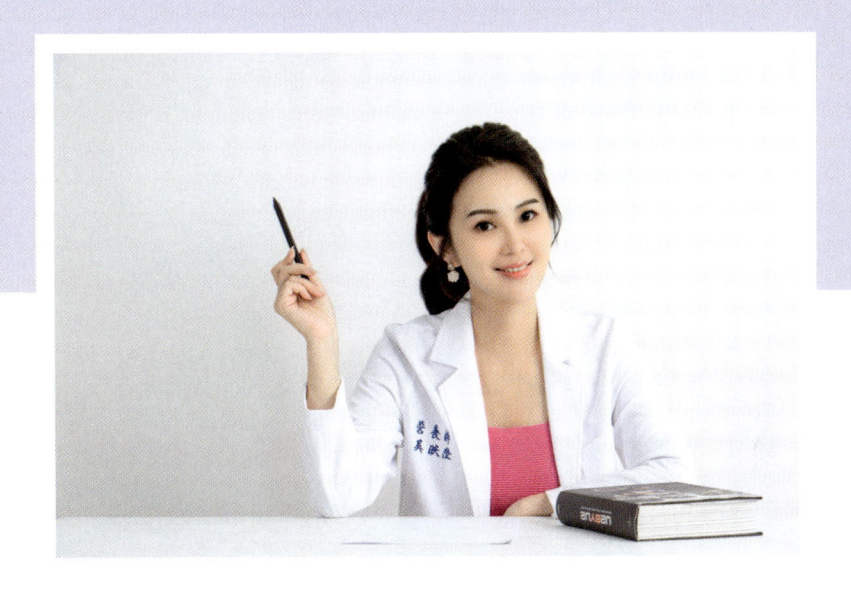

最後一章則是帶你走進真實的外食情境,針對日常生活中常見的 13 個外食場域,例如超商、滷味店、鹹水雞、夜市、早餐店、自助餐、火鍋店、中餐廳、西餐廳、速食店、小吃麵攤、下午茶和手搖飲等,實際靈活運用第三章節所學的飲食技巧,幫助外食族在面臨這些場域和情境時,該如何做出對健康更友善的選擇。

希望這本書能成為外食族的健康飲食指南,無論基於何種原因無法在家自備餐食,甚至在嚴格執行的飲食控制階段,都能夠幫助大家在繁忙的生活中,即使三餐老是在外,依然能夠保持良好的健康飲食習慣,好好為自己的健康把關。在享受外食便利性的同時,也能找到健康與美味的平衡點。

目錄

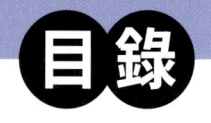

推薦序 003
作者序 007

CHAPTER 01
外食族的健康風險——飲食型態篇

- 高油、高鹽、高糖的飲食型態 014
- 加工食品隱藏在食物中的祕密 018
- 外食族常犯的偽健康營養迷思 022
- 外食飲食衛生和食品安全問題 026

CHAPTER 02
外食族的健康風險——生活型態篇

- 久坐不動是健康的隱形殺手 032
- 職場高壓環境竟然與肥胖有關！ 038
- 加班延遲進食與肥胖的關聯性 044
- 睡眠不足對於健康的危害 048

CHAPTER 03
外食族必學的飲食技巧

- 技巧 1　認識食物分類與替換原則　　056
- 技巧 2　烹調方式選擇學問大不同　　064
- 技巧 3　改變進食順序，澱粉食物最後再吃！　　069
- 技巧 4　加強補充飲食不均易缺的營養素　　072
- 技巧 5　挑選包裝食品必懂的食品標示　　075
- 技巧 6　選擇原型食物和潔淨標章為優先　　079
- 技巧 7　認識飲食中看不見的熱量　　081
- 技巧 8　少吃勾芡類食物和醬汁　　084
- 技巧 9　減醣！不吃白飯前應先減糖　　087
- 技巧 10　紅肉與白肉，脂肪比一比　　090

CONTENTS

CHAPTER 04
超級實用的外食攻略

- 超商外食攻略 …… 094
- 速食店外食攻略 …… 100
- 早餐店外食攻略 …… 105
- 滷味外食攻略 …… 111
- 鹹水雞外食攻略 …… 119
- 夜市外食攻略 …… 124
- 小吃攤／麵店外食攻略 …… 129
- 自助餐外食攻略 …… 134
- 火鍋店外食攻略 …… 139
- 中餐廳外食攻略 …… 146
- 西餐廳外食攻略 …… 151
- 下午茶外食攻略 …… 158
- 手搖飲外食攻略 …… 165

01

外食族的健康風險
——飲食型態篇

外食族群相較於在家製備食物的族群,熱量攝取較高且飲食品質較差,容易攝取較多的飽和脂肪和鈉,但鈣、鐵和膳食纖維等營養素的攝取卻較少。

高油、高鹽、高糖的飲食型態

隨著社會環境和風氣的變化，美食文化蓬勃發展，特別是外送平台興起，使得外食變得更加快速和便利。如今，外食已成為現代人解決三餐的主要方式，因此外食人口比例也逐漸增加。然而，高頻率的外食可能花費較多金錢，同時也因為外食常充斥著高油、高鹽和高糖的食物，而這種飲食習慣容易導致健康問題，成為外食族群的一大隱憂。

外食比例逐年增高，每天外食兩餐的人超過1／4

根據 2017～2020 年的國民營養健康狀況變遷調查指出，民眾因就學及工作的生活型態，外食比例高達近九成，尤其早、午餐所佔的比例最高，其中 35%～46% 每天至少有 1～2 餐為外食，而每天外食兩餐的人竟然超過 1/4。就我個人經驗而言，長期在外工作和求學，租屋處不一定有烹調設備，且自煮較難準備和購買個人的食材份量，另外，職場工作有時礙於環境限制，無法自備便當或復熱餐點，當早晨只能匆忙趕上班，午休時間又想抓緊時間休息，為了追求便利，外食就成了唯一選擇。

◪ 外食通常高油、高鹽、高糖，容易攝取過多食物份量

外食經常面臨食物種類選擇的限制，因為會受到學校或職場周邊環境和店家的影響，往往難以選擇符合個人需求的食物種類，油與鹽的攝取量也難以控制，容易導致營養不均衡的問題。相較於在家製備食物的族群，經常外食的人較難掌控飲食品質，因為外食的餐點通常具高熱量密度、高總脂肪、高飽和脂肪酸、多鹽、多糖，且容易忽略乳製品及蔬果的攝取，導致膳食纖維、維生素及礦物質等營養素攝取不足，偏向高油、高鹽和高糖的飲食型態。

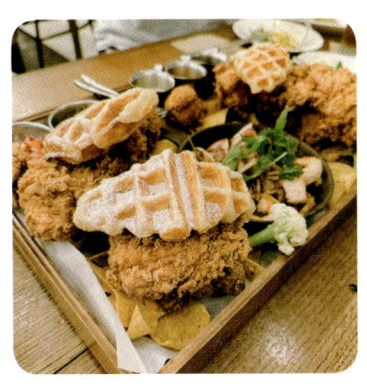

外食通常偏向高油、高鹽和高糖的飲食型態，且容易攝取過多食物份量。

很多餐廳、賣場、速食店和自助餐廳，以提供超大份量的餐點或吃到飽作為噱頭，當提供的餐點份量超出實際需求，消費者常因不想浪費食物，或基於物超所值的心態購買，如此一來便容易攝取過多的食物和熱量，若未即時減少其他餐次的攝取量，或增加身體活動及運動消耗，可能就會導致體重過重及肥胖問題的產生。

◪「高油」、「高鹽」、「高糖」飲食對健康的影響

我們都知道攝取過多油脂會對健康不利，但其實「好油」、「壞油」要分清楚！飲食中應該要避免「飽和脂肪」和「反式脂肪」的過量攝取。飽和脂肪的主要來源為紅肉、帶皮的家畜肉品、起司、奶油、棕櫚油等，過量攝取會增加心血管疾病的風險；而反式脂肪更是健康的無形殺手。除了少選油炸、油

煎、油酥類食物，購買包裝食品要查看反式脂肪含量，更要避免挑選成分上標示「氫化」、「半氫化」、「硬化」、「轉化」植物油、人造植物奶油、酥油、植物奶油、瑪琪琳、乳瑪琳等字眼的產品，因為反式脂肪不僅危害心血管健康，還會導致發炎反應、癌症、糖尿病的風險。

鈉在人體中所扮演的生理功能相當重要，衛福部建議成人每日鈉攝取量不要超過 2,400 毫克（相當於 6 克的食鹽），食鹽中的主要成分是氯化鈉（NaCl），適量攝取食鹽能確保生理機能運作正常，包括維持人體血漿容積及調節血管間隙的大小、調節酸鹼平衡、維持細胞液的滲透平衡、幫助神經傳導與控制肌肉收縮等功能。但需注意，鈉攝取過量會對健康造成危害。高鈉飲食會引起血壓升高，而高血壓又是中風、心血管疾病和腎臟疾病的危險因素。因此，若能避免飲食中的鈉攝取過量，將有助於降低慢性疾病的風險。

每當我們吃進糖分和甜食時，會促使腦內釋放多巴胺與血清素，暫時性讓人覺得舒服愉悅，但糖是高熱量、低營養密度的食物，無法提供人體必需營養素。世界衛生組織建議成人每天的添加糖攝取不要超過總熱量的 10%，美國心臟學會更明確建議，希望女性每天控制添加糖的攝取量在 25 克以內，男性在 37 克以下。高糖飲食除了會造成肥胖、齲齒與代謝異常，也可能導致脂肪肝、心血管疾病與代謝症候群風險。近年中研院的研究團隊更發現，糖會導致胰臟細胞產生基因變異，可能會增加罹患胰臟癌的風險。

隨著外食頻率增加，肥胖的風險也相對提高

外食可能讓你越吃越胖？這不僅是一句俗話，而是有科學依據的。根據 2018 年美國農業部（USDA）的報告指出，外食族群相較於在家製備食物的族群，熱量攝取較高且飲食品質較差，會攝取較多的飽和脂肪和鈉，但鈣、鐵和膳食纖維等營養素的攝取卻較少。其他研究也表明，隨著外食頻率增加，體

重、BMI 和腰圍也會隨之增加，出現肥胖的風險也相對提高。因此，經常外食者，需特別注意外食對於體重管理的影響。

　　總結來說，外食族群的人數不斷增加，這趨勢似乎是不可避免的，許多國內外文獻都指出，外食與飲食品質之間存在著負相關，同時也與過重、肥胖等健康問題呈現正相關。許多在執行飲食計畫的個案，常常因為工作忙碌或生活型態限制，無法在家製備餐點，但又常常陷入不知如何選擇健康外食的困境。這樣一來，飲食計畫就會受到影響，出現停滯不前的情形，甚至可能被迫放棄。

　　既然我們無法完全避免外食，若能增加外食相關的營養健康資訊，並學習如何選購相對健康的外食，便成為我寫這本書的初衷。這樣一來，大家能更好的貫徹執行自己的飲食計畫，達成自己的飲食目標，即使是外出用餐時，也能懂得如何選擇更健康的食物，關注於所攝取食物的營養成分和攝取量，讓外食也能成為健康飲食的一部分。

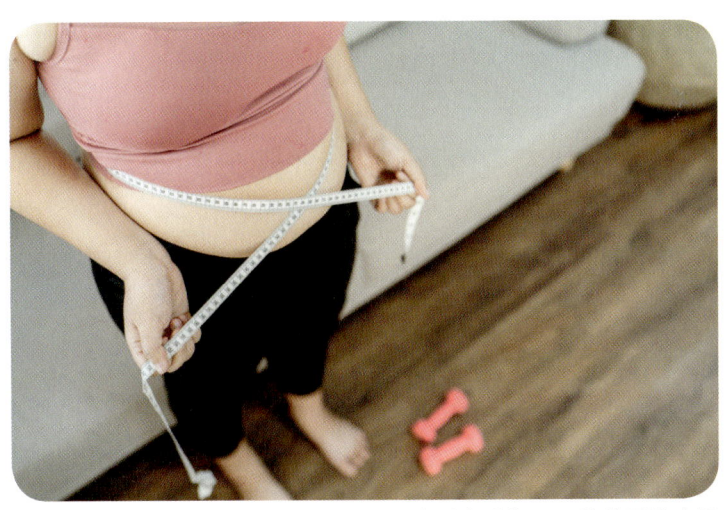

隨著外食頻率增加，體重、BMI 和腰圍也隨之增加，肥胖的風險也相對提高。

加工食品
隱藏在食物中的祕密

在我們生活周遭，日常飲食很多都是經由食品加工處理過後的食物，食品加工在現今人類生活中是一門不可或缺的技術，這已經成為了常態。不過你可能常常聽到營養師建議多吃「原型食物」，儘量避免「加工食品」。到底什麼是原型食物呢？為什麼食品需要加工呢？攝取過多的加工食品又會對健康造成哪些風險？接下來，我們就來談談這些問題！

原型食物，能完整保留食物大部分的營養價值

很多人聽到原型食物（Whole Food），會誤以為是在說圓形食物，所謂的原型係指看得出食物的原貌、未經加工且沒有添加額外化學物質的食物，保留了大部分的營養價值。基本上原型食物通常富含大量的維生素、礦物質和多種營養成分。由於烹調方式通常也會儘可能保留食物原貌，所以食物本身豐富的營養素，也能夠完整保存下來。這樣的飲食方式有助於穩定血糖、維護心臟健康，並提供身體所需的重要營養成分。

加工食品能延長保存期限，有助於改善營養價值

既然食物的原型這麼健康，為什麼食物還需要加工呢？因為加工後的食品，不僅可以延長保存期限，許多加工的技術，也能夠減少致病菌的數量，確保食品安全；除了讓食物口味多變化之外，也能研發創造出新風味，提高經濟利用價值。另外，還能改變食物的結構和質地，增加食品的適口性，有助於改善營養價值。

一般而言，除了天然食物之外的食品，通常指的就是加工食品，雖然每樣食品的加工程度各有不同，但廣義的定義為「經過改變味道、組成或保存期限的食物」，只要經過冷凍、罐裝、乾燥、烘焙、殺菌等處理後製成的食物，都算是加工食品。

長期攝取超加工食品可能對身體健康產生負面影響

加工食品雖然具備很多優點，但加工食品主要的問題，在於無法由外觀反映食品的新鮮程度，許多過期好幾年的食物，外觀仍完好如初。另外，食品業者所使用食材的安全性以及添加物的使用情況，都是肉眼難以觀察到的。

市面上幾乎所有食品都經過不同程度的「加工」，可依照加工性質、程度和目的，簡單分成四級：

（一）未加工或最少加工食品，例如肉類、雞蛋、牛奶、蔬菜和水果。

（二）經過加工的調味品，包括油、鹽、糖、醬油、醋和味精等。

（三）加工食品，例如米食加工、豆腐、豆干、肉鬆、肉乾、蔬菜罐頭、魚罐頭和水果罐頭等。

（四）超加工食品，包括各式含糖飲料、零食餅乾、加工肉品和魚排、麵包、泡麵、早餐穀片（Cereal）、冷凍加工食品、微波即食品等。

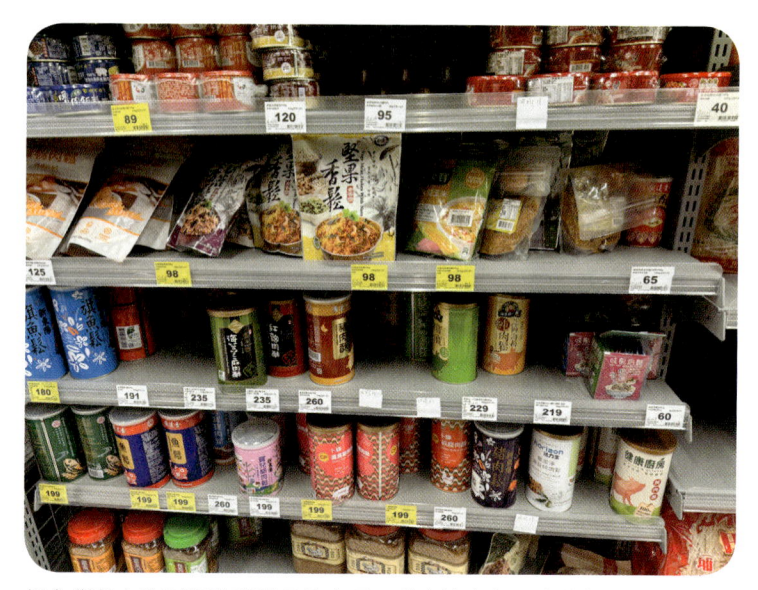

超市貨架上陳列著琳瑯滿目的商品，其中許多都是高度加工的食品。

　　其中超加工食品（Ultra-processed food；UPF）通常只使用少量原型食物或幾乎完全不含，是經過特定商業配方所製作的食品，主要使用經過水解、氫化或其他化學加工法提取的原料。這些食品為了追求高適口性、快速可食用和經濟性，通常添加五種以上的「感官修飾添加物」，例如色素、乳化劑、各式香料、甜味劑、增稠劑等，長期攝取這些食品可能對身體產生負面影響。

　　許多研究證實，超加工食品的攝取會對身體健康產生影響，尤其與肥胖密切相關。這可能是因為這些食品熱量密度高，含有過多的精製糖、反式脂肪與飽和脂肪，導致熱量攝取過多，同時降低了重要營養素的攝取量，如膳食纖維、維生素和礦物質。超加工食品對於腎臟病、代謝症候群及心血管疾病等慢性疾病，均有顯著的不利影響。

加工食品隱藏驚人的鈉含量，高鈉食品不一定很鹹

我們飲食中的鈉主要來自食用鹽（氯化鈉）及味精（谷氨酸鈉 sodium glutamate）。然而，這些鈉的來源已從家庭烹飪中的鹽及調味料，逐漸轉移到了加工食品上。不管是加工食品、預製食品及外食餐點，都含有大量隱藏的鹽分。在許多已開發國家和越來越多的發展中國家，飲食中 70％～ 80％的鹽，是來自於家庭以外的地方所攝取的食物，如加工食品或餐廳等。因此，學會外食時如何避免攝取過多的鹽分及鈉含量，是很重要的一件事情。

很多人以為高鈉食品吃起來一定很鹹，事實並非如此，因為有些加工食品中的鹽分，在與糖或其他味道混合後，會掩蓋住本身鹹味，導致我們在不自覺中攝取了過量的鈉，尤其是酸性食物會添加許多糖分中和酸味，例如檸檬內餡的餅乾、蜜餞類的產品，當你翻開營養標示檢查它的鈉含量，常常會讓你大吃一驚。

外食族常犯的偽健康營養迷思

從小我們被灌輸的健康觀念使然，一看到傳統被認為是「垃圾食物」的東西，內心會不自覺地響起警報！然而對於包裝得像是「健康食物」的食品，就會降低許多戒心。事實上，市面上其實有不少產品，可能並不如你想像的那麼健康，要小心那些被打扮成「健康」的食品，因為它們可能其實是「偽健康」的！

常見的「偽健康」食品及健康迷思

❶ 喝果汁不如直接吃完整的新鮮水果

新鮮的水果在截切、榨汁的過程中，會增加與空氣接觸的表面積，導致其中的維生素和植化素氧化流失，讓果汁的營養價值大打折扣。有些店家還會為了提升口感把果渣濾掉，這樣一來，果汁中缺少了果肉內含的纖維，更剝奪了果汁的營養價值。另外，即使是新鮮現榨無加糖的果汁，也較新鮮水果有較高的升糖指數（GI值），飲用過量不利於血糖和體重控制。因此，與其喝果汁，

Chapter 1 ｜外食族的健康風險 - 飲食型態篇

不如直接吃完整的新鮮水果，才能最直接攝取到營養，還能避免攝取過多的糖分。

另一方面，許多人認為果汁是健康的代名詞，因此容易不小心飲用過量！但即使是 100% 純天然鮮榨或冷壓果汁，雖然含有豐富的維生素和植化素，但仍含有許多糖分，還是需要適量飲用；另外，許多人在自製果汁時，水果的份量常容易過量添加，這可能導致血糖失控和健康問題。建議在果汁中添加蔬菜類變成「蔬果汁」，打成汁後不濾渣飲用，可以攝取到更多的膳食纖維！

有些市售包裝果汁，在包裝上貼滿了誘人的水果圖案，但實際上的果汁含量極低，可能只是用糖、色素和香料調和而成的！購買時，可以參考外包裝上的食品成分標示，挑選成分中添加物種類較少的產品。另外，提供包裝果汁的挑選小訣竅：根據食品法規的規定，業者必須要在產品的外包裝正面處標示「原汁含有

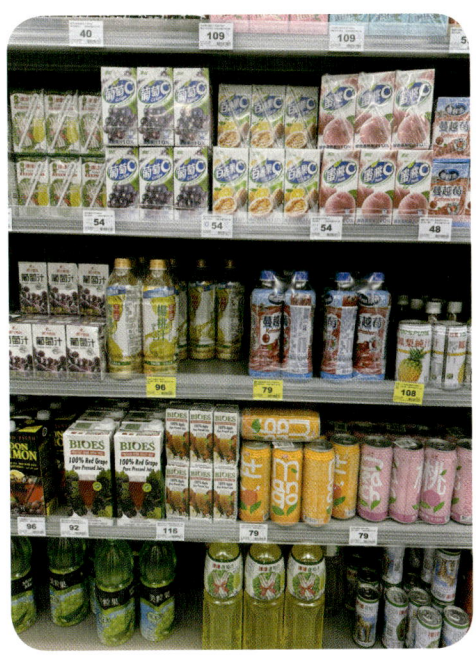

部份市售的包裝果汁，實際上的果汁含量極低，購買時可以參考外包裝的成分標示和原汁含有率。

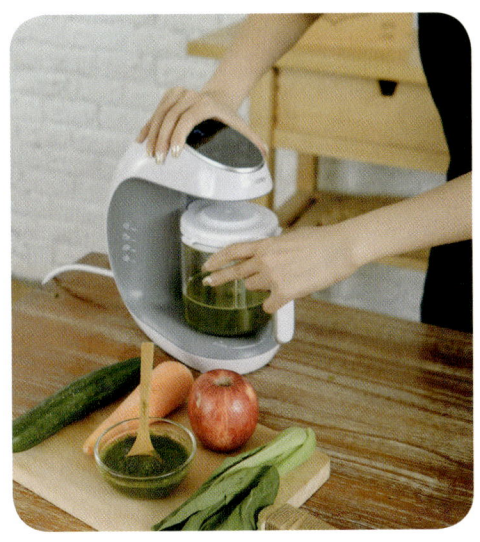

建議果汁中加蔬菜，打成汁不濾渣飲用。

23

率」，所以可挑選原汁濃度較高的果汁。如果是綜合果（蔬）汁，品名會依含量多寡由高至低依序標示，所以品名排最前面的會是添加最多的主成分喔！

❷ 希臘優格和希臘式優格的一字之差

　　優格一直以來都被賦予健康的形象，更研發出各式各樣的口味選擇，但其實優格的產品成分差異很大！例如，有些品牌所推出之水果口味優格，其實是使用香料來增添風味。另外，也可以留意成分是否添加鮮奶油、色素、增稠劑等食品添加物，建議挑選成分越單純的越好！市面上還是有些優質的產品，優格成分只含生乳和益生菌，購買之前記得睜大眼睛仔細選購。

　　另外，還有一個選購小訣竅，那就是如果一個產品的品名為「OO風味」、「OO式」，那通常就不含該成分！比如說「希臘優格（Greek Yogurt）」和「希臘式優格（Greek Style Yogurt）」，差一個字可是差很多！希臘優格比起一般優格的工序增加了「脫乳清」的步驟，含有更高濃度的蛋白質，質地也會更加濃稠、滋味更濃厚。但希臘「式」優格，有些廠商是將希臘優格的脫乳清程序，使用「增稠劑」或是「鮮奶油」取代，進而仿效出希臘優格濃稠綿密的口感。

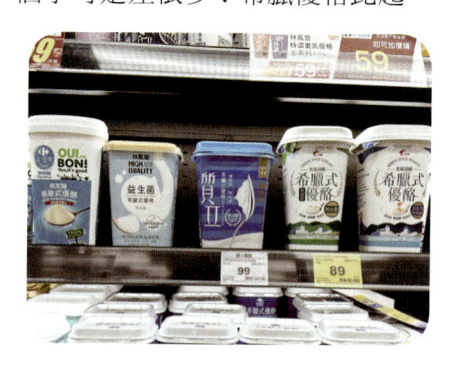

❸ 你的全麥麵包真的是用全麥麵粉做的嗎？

　　有不少人選購麵包、吐司時會選全麥麵包，認為它更健康，但事實上，全麥麵包藏有許多陷阱。你買的全麥麵包，確定是用全麥麵粉做的嗎？真正的全麥麵包通常口感比較粗硬、不太細緻，不見得會受大眾喜愛。有些市售的全麥麵包，為了增加柔軟度和彈性，會使用白麵粉混合麩皮、胚芽來製作，或可能

為了壓低成本而降低小麥的比例。另外，為了保持香氣與鬆軟口感，製作時會額外添加糖漿、焦糖色素、品質改良劑等，讓麵包看起來像全麥麵包，但實際上吃起來卻沒那麼健康。

為了改善這一亂象，食藥署其實訂有「全穀產品宣稱及標示原則」，全穀指的是包括果皮（糠層、麩皮）、胚芽及胚乳之穀物。根據這個法規的規範，如果要標示為全麥產品，一塊全麥麵包的成分裡，全麥麵粉必須佔全部材料總重量的51%以上，才能宣稱全麥產品；若沒有達到51%，僅能以「本產品部分原料使用全麥原料製作」，或「本產品含全麥麵粉」等方式宣稱。所以下次購買時，可以仔細看看貨架上或包裝上的標示方式喔！

❹ 怕胖不吃白飯卻反而吃進更多熱量

現今的飲食潮流讓民眾對澱粉白飯產生了莫名的恐慌，結果導致許多人的飲食型態偏向較高肉類比例，可能造成紅肉及加工肉品攝取過多，這反而導致熱量、不健康的油脂及蛋白質攝取過量。根據世界衛生組織國際癌症研究總署（IARC）的公告，正式將紅肉列為2A級致癌物（probable，很可能對人類致癌），把加工肉品列為1級致癌物（充分證據顯示對人類致癌）。攝取過多的紅肉及加工肉品，不僅會增加大腸癌的風險，也會導致心血管疾病與糖尿病等疾病。

澱粉是人體重要的能量來源，若在減重時減少攝取一些澱粉，能降低胰島素的分泌，但若完全不吃澱粉，反而會影響身體的消化和免疫系統，也會造成肌肉流失等問題，進而讓基礎代謝率降低。「減醣」優先減的應該是精製糖類和含糖飲料的攝取，許多人怕胖而不吃白飯，卻會點一杯含糖加料的手搖杯飲品，或是在下午茶時來塊點心蛋糕，這樣的做法其實反而本末倒置，不僅正餐吃不飽，還會導致更多點心和零食的攝取！

外食飲食衛生和食品安全問題

外食的美味雖然讓人垂涎三尺,但背後可能潛藏著不少健康風險。由於我們無法得知餐點所使用的原物料來源,以及製備過程中是否符合衛生標準,最令人擔憂的是衛生管理不佳,這些因素可能導致食物中毒,出現腹瀉、噁心、嘔吐等症狀,甚至有致死的風險。因此,我們在外用餐時,必須格外關注這些重要問題。

外食與飲食衛生的問題

有關餐飲業飲食衛生的問題,我可是深有體會。以前在公部門的衛生主管機關服務時,每天都得處理民眾檢舉和受理衛生稽查的案件,常看到一些外觀看起來很漂亮的餐廳,但一進去廚房卻發現內場環境亂糟糟的,這種對比可是相當強烈又震撼。而且,有不少這樣的店家都是知名的排隊名店和網紅打卡餐廳呢!

餐飲業者由於人手不足或管理不當,經常會出現一些衛生上的缺失。比如:食物裡出現菜蟲、頭髮、蟑螂、甚至是玻璃碎片等異物,或者客人用餐時

發現餐廳裡竟然有老鼠、蟑螂之類的病媒出沒，這些案件可說是屢見不鮮；員工的衛生管理也很重要，員工上完廁所不洗手是糞口感染的媒介，或手上有傷口卻碰觸食材，這些都是導致食物中毒發生的原因。

此外，食材和原物料的管理也至關重要，冰箱裡若存放不新鮮食材、酸臭腐敗的食物，或生熟食擺放亂無章法等，都很容易造成交叉汙染。倉儲管理也非常容易被忽略，廚房裡經常會發現擺放的調味料早已過期，甚至還曾查獲過期好幾年仍繼續使用的案例。

有些業者為了增加食物的賣相及口感，或者為了節省食材成本，並不會定期更換油鍋中使用的油，這些油品變得又黑又黏稠，導致使用的油質酸價不合格(註)。因此，有部分業者會使用消泡劑掩飾，來規避衛生稽查，使得油品在反覆油炸下產生許多有害物質。這些問題可不是小事，會直接影響我們的健康。

外食與食品安全的問題

我曾在衛生主管機關和食品大廠的食安中心工作，長期關注國內外的食安法規與風險危害。食品安全風險的相關因素真的是五花八門，主要包括微生物和化學汙染、農藥殘留、添加物誤用、標示不實、食品摻假及使用過期食品等。這些食安問題防不勝防，除了需要政府在邊境加強查驗防堵，更需要食品業者提升食品安全意識和自主管理水平。

檢視這幾年爆發的食安風暴，比如說違法添加塑化劑、用劣質回收油混充

＊註：酸價是指游離脂肪酸佔整個油脂脂肪酸比例的對應值。當油品開始劣變時，就會持續釋出游離脂肪酸，酸價是油品劣變、酸敗的間接指標，酸價越高代表油品變質越嚴重。

食用油、竄改過期原料販售、蘇丹紅辣椒粉等，這些都是不肖業者為了追求私利而造成。使用劣質原料製作食品，甚至非法添加具食安風險的化學物質，並波及到廣大的下游廠商，不但會讓國家的食品形象一落千丈，而且對於人體健康的影響性更是不容小覷。這些事件讓消費者對食品安全的信心受到了沉重的打擊，但也激勵了食品業界掀起了改革的浪潮。

消費者外食時該怎麼選擇衛生安全的店家？

想知道要如何挑選既美味又衛生安全的餐廳呢？告訴你一個簡便的方法，可以查看衛福部食藥署或各縣市衛生局的網站，這些網站會公告衛生優良餐飲業者的名單。你可以優先考慮這些店家，因為他們取得了「食品良好衛生規範準則（GHP）」認證，要取得這認證標章可不容易，因為衛生主管機關會組成評核小組，對餐飲業者之從業人員、作業場所、設施及品保制度等管理進行評核。如果店家有取得這個認證，通常會將認證標章張貼於店內明顯處，想了解更多詳細資訊，可以到各縣市衛生局、食藥署網站查詢通過評核的業者名單。

※ 衛生優良餐飲業者名單查詢網址：
https://www.fda.gov.tw/TC/site.aspx? sid=2305&r=1361521499
（衛生福利部食品藥物管理署 - 首頁 > 業務專區 > 食品 > 餐飲衛生 > 7. 餐飲衛生管理分級評核制度）

▨ 消費者要怎麼把關自身的食品安全風險？

為了降低食品安全的風險，我們可以多注意以下幾點：

1. 儘量選擇有信譽的餐廳和店家，這樣可以大大降低風險。
2. 如果是要買包裝食品，最好事先查看產品成分和營養標示（第三章有詳細教學），這樣可以避免買到來源不明的產品。
3. 如果發現某些食品的價格和市面上的價格有很大出入，最好先多詢問一下產品的來源。
4. 留意業者是否有提供具有公信力的食品檢驗報告，供消費者作為購買的參考依據。
5. 為了降低風險，不要長期攝取同一種類和來源的食物，應多樣化的攝取各類食物，儘量多挑選品質好的店家替換。

外食族必學的健康擇食法

CHAPTER 02

外食族的健康風險
——生活型態篇

久坐不動、職場壓力、加班導致延遲進食、睡眠不足等，這些看似微不足道的日常細節，可能是造成肥胖的潛在風險，也是健康的隱形殺手。

久坐不動
是健康的隱形殺手

　　新冠肺炎疫情後顛覆傳統的工作模式，許多人的工作型態開始改變，遠距工作和數位遊牧的風氣開始盛行，尤其是那些使用電腦工作的人，長時間久坐已成為日常生活的一部分。另一方面，對於職場上班族來說，辦公空間狹小、休息時間有限，下班後因為疲累、懶得出門運動，回家後反而只想窩在沙發上當個沙發馬鈴薯！

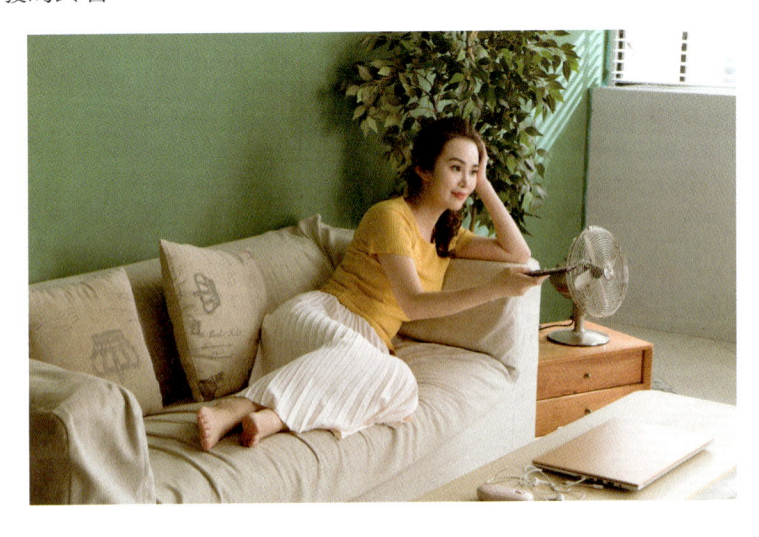

工作佔據一天的 1／3，職場久坐行為對健康影響甚鉅

很多人常會低估自己久坐的時間，久坐行為（sedentary behavior）是指除睡覺時間之外，在清醒時「坐」或「躺臥」等行為，包含看電視、使用電腦、滑手機、玩遊戲、用平板追劇、閱讀書報雜誌、工作、乘坐交通工具……等，這些低能量消耗的靜態行為都屬於久坐。這些久坐行為可以分為在工作場所、通勤時間、居家環境及休閒時間幾個面向，其中職業的久坐行為特別受到關注。

現在工作型態從過去的農業時代轉變成資訊時代，新冠肺炎疫情後又帶來新的變革，導致長時間久坐的工作類型增加。工作時間一般佔據我們一天的 1/3 甚至更多，工作時持續坐著的時間往往很長，對於一般上班族來說，像是坐著使用電腦、開會、文書作業等，保守估計久坐時間大約為 6～7 小時，再加上乘坐交通工具或開車往返辦公地點的時間，又增加了整天久坐的時間。長時間久坐又維持同一個姿勢，對於健康的影響非常大。

久坐行為與多種疾病的發生率有關，還會增加死亡率

2020 年，世界衛生組織（WHO）在《身體活動和久坐行為指南》中指出，久坐的生活方式會增加死亡率，並且與心血管疾病、第 2 型糖尿病和癌症的發生率有關[1]。許多研究也證實了久坐行為與各種疾病之間的密切關係，比如肥胖、高血壓和高膽固醇的盛行率增加。由此可見，久坐行為對健康的影響不容小覷，不僅危害個人健康，還會造成嚴重的公共衛生問題。

國內外的許多研究也顯示，久坐行為與肥胖呈現正相關，尤其是看電視這種靜態活動最不利於健康，因為看電視時，常會伴隨著吃零食點心，看電視的時間越長，代謝症候群及肥胖的風險也隨之增加[2]。另外，久坐還與心血管

疾病具有關聯性。長時間坐著會導致血液回流變得較慢，促使周邊血液鬱積、血漿容量減少、血液黏度上升，引發發炎和血管內皮受損，最終可能產生血栓或脂肪栓，導致心血管疾病的產生。

利用零碎時間增加活動量，並中斷久坐的時間

世界衛生組織（WHO）建議，18～64歲的成年人每週應該至少進行150分鐘的中等強度活動，或是75分鐘的高強度運動。國民健康署也建議成人可以從輕度的身體活動取代久坐，再逐漸增加活動強度及頻率，培養規律運動的習慣，以避免體重過重或肥胖。總結重點就是，即使是少量的身體活動，也比完全不動來得好。

在文章前面章節有提醒大家，久坐不僅會導致姿勢不良及腰背痠痛，還與許多疾病具有相關性，甚至會增加死亡率！因此，首先應該減少長時間的坐姿工作，並且中斷久坐的時間，培養少坐著的習慣。所以，下次當你發現自己坐太久時，記得要起身動一動，中斷久坐的時間有助於健康喔！

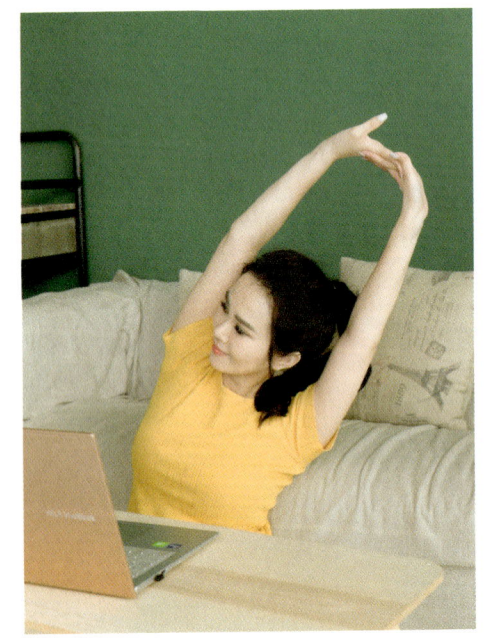

請減少長時間的坐姿工作，當發現自己坐太久時，記得要起身動一動喔！

Chapter 2 ｜外食族的健康風險 - 生活型態篇

上班族久坐囤積─飲食 & 運動攻略

對於上班族來說，只要能利用零碎的時間增加身體活動量，就能對健康帶來很大的幫助。許多上班族久坐容易有腸胃蠕動不佳、排便不順和脂肪囤積的困擾。以下提供飲食及運動的實用小技巧，讓你減少久坐不怕胖！

飲食篇

❶ 幫助消化順暢

久坐容易導致消化不順暢，體內也會囤積不少廢物。飲食中建議多補充益生菌，可以幫助腸胃蠕動，例如將優酪乳當成早餐飲品，或是將優格作為下午茶小點心。另外，也別忘了補充益生元，可以幫助益生菌發揮更大的效果。

- 益生菌（Probiotic）：可以促進菌種平衡，增加人體健康效益的微生物。市售產品相當多元，常見的有優酪乳、優格、益生菌保健品……等。
- 益生元（Prebiotic）：益生菌的食物，是益生菌存活不可或缺的重要養分。益生元多為水溶性膳食纖維，大多存在於含有膠質或帶有黏液口感的天然蔬果中，市售常見的益生元種類有果寡糖、異麥芽寡糖、半乳寡糖等。

❷ 增加膳食纖維

蔬果中的膳食纖維能促進腸道蠕動，增加飽足感。每天建議攝取 3 份蔬菜及 2 份水果，並選擇各種顏色的蔬果，以獲取不同的營養。

❸ 攝取充足水分

水分有助於新陳代謝，維持生理機能並促進排便。建議每天至少喝 2000cc 的白開水，也可以讓肌膚保持水潤不乾燥喔！

❹ 拒絕甜蜜負擔

上班時總喜歡來份下午茶小確幸，但往往熱量及糖含量都相當驚人。若真的嘴饞想吃東西，可參考第四章的下午茶選食原則，避免含糖飲料和精製甜食，選擇低熱量、低糖的零食點心。

運動篇

❶ 培養運動習慣

運動可以幫助熱量消耗，提高基礎代謝率，弱化久坐的負面效應，維持健康好體態。即使沒有時間去健身房，也可以在家做深蹲、收腹高抬腿、下腹訓練等運動，幫助下半身代謝循環。

❷ 改變通勤方式

搭乘大眾交通運輸工具時，可以選擇步行或騎自行車，提前一站下車步行至目的地。

❸ 善用職場空間

可以走樓梯就不要搭電梯，若辦公樓層不是太高，或只是去鄰近樓層，建議儘量不搭電梯，改爬樓梯。

❹ 中斷久坐時間

利用去茶水間、影印機或上廁所的時間伸展筋骨，也可以嘗試在講電話或討論公事時站著，這樣能有效中斷久坐行為。

透過這些簡單的小技巧，能有效改善腸胃功能，在日常生活中增加活動量，減少久坐對健康的影響，讓你在忙碌的工作中也能保持健康的體態。

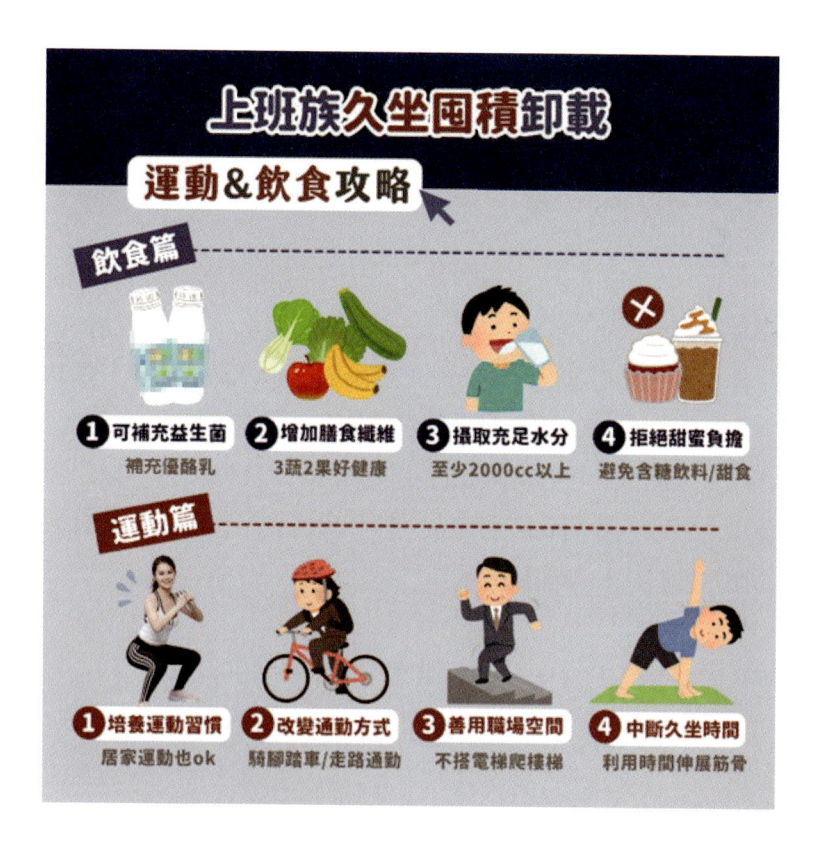

上班族久坐囤積卸載
運動&飲食攻略

飲食篇
1. 可補充益生菌 — 補充優酪乳
2. 增加膳食纖維 — 3蔬2果好健康
3. 攝取充足水分 — 至少2000cc以上
4. 拒絕甜蜜負擔 — 避免含糖飲料/甜食

運動篇
1. 培養運動習慣 — 居家運動也ok
2. 改變通勤方式 — 騎腳踏車/走路通勤
3. 善用職場空間 — 不搭電梯爬樓梯
4. 中斷久坐時間 — 利用時間伸展筋骨

參考文獻：
1. https://www.who.int/publications/i/item/9789240015128
2. https://pubmed.ncbi.nlm.nih.gov/33054341/

職場高壓環境 竟然與肥胖有關！

如果你少吃多動卻還是瘦不下來？可能要小心，是不是壓力讓你發胖了！職場壓力大到讓人喘不過氣，有時我們甚至沒察覺到自己正在承受這些壓力。長期處在高壓環境下，身體會啟動自我保護機制，不僅影響心理狀態，還會直接損害健康！因此，我們要特別留意身體發出的警訊。這些警訊都是身體在提醒我們，該好好正視和管理壓力了。

長期處在高壓環境，各種身心症狀找上門

長期處於壓力狀態下，會影響到身心健康。生理方面，腎上腺皮質會分泌皮質醇，也稱為「壓力荷爾蒙」，在面臨壓力時，能幫助我們保持警覺以應對挑戰。然而，皮質醇濃度過高時，會讓身體持續緊繃，造成血糖上下起伏波動，也容易使細胞對胰島素產生阻抗，這不僅會導致脂肪堆積開始變胖，還會增加心血管疾病的風險。

此外，長期高壓會讓腎上腺分泌疲乏，進而削弱抗壓能力，導致荷爾蒙失調和新陳代謝問題，可能引起睡不著、容易疲倦和暴躁等症狀。長時間下來，

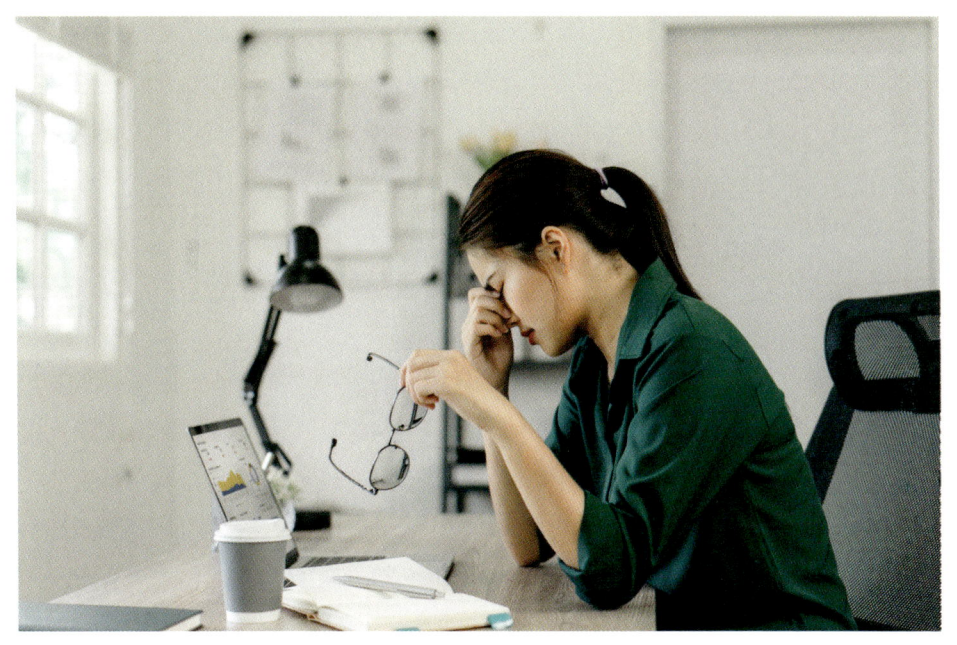

Chapter 2 ｜外食族的健康風險 - 生活型態篇

長期高壓會導致荷爾蒙失調和新陳代謝問題，可能引起睡不著、容易疲倦和暴躁等症狀。

可能引發心理疾病，如憂鬱症、焦慮症……等，因此，上班族長時間處於職場高壓環境，是我們需要高度重視的健康議題！

工作壓力可能引發情緒性飲食，導致飲食過量

很多人都曾經有過這種經驗，當感到情緒不佳或心煩的時候，忽然很想吃甜食，或是想靠吃來好好慰勞自己，藉由食物來尋求安慰，結果開始暴飲暴食，吃下過多的食物？但有時又會因為心煩，反而吃不下任何東西。這種藉由食物來自我慰藉、平衡過多壓力的行為，就是所謂的情緒性飲食（Emotional Eating），這是一種相當普遍但不正常的飲食行為。

研究顯示，高度要求的工作或大量的工作量，都可能引發情緒性飲食，而導致飲食過量，最終造成肥胖[1]。當工作壓力大時，出現情緒性飲食的情況更為明顯，我們會發現自己並不是因為飢餓而吃東西，而是對壓力的一種反應。雖然短暫地感到快樂，但之後可能要付出成癮、肥胖和不健康的代價。

工作壓力、飲食品質及體重，三者之間有密切關聯

工作壓力與肥胖的關聯，我自己就有深刻的慘痛經驗。研究所剛畢業時，進入衛生主管機關服務，當時我的體重還只有 40 幾公斤，沒想到後來遇上食安風暴的爆發，在那段非常時期，經常需要超時加班，而且假日也必須輪值，還要應對民眾、長官及媒體的壓力，下班後常常已過了用餐時間，能選擇的食物和店家有限，只能到營業較晚的夜市和小吃攤，藉由大吃大喝來犒賞自己。這種不健康的飲食習慣，加上久坐的辦公型態，在短短一年之內，讓我的體重猛增了足足 10 公斤，還記得當時的長官忍不住對我說：「我看著妳的身材正在慢慢的變形！」直到離開高壓的職場環境，並養成固定的運動習慣，才恢復健康的體態。

目前許多研究顯示，情緒性飲食和 BMI 之間存在著相關性，因為情緒性飲食會導致過量飲食，進而使 BMI 上升[2]。歐洲針對學生的橫斷式研究發現，當女性感到壓力增加時，會攝取較多的甜點及速食，同時攝取較少的蔬果類食物。有趣的是，若女學生的憂鬱症狀和壓力減輕時，可能促使她們攝取更健康的食物；相反的，若憂鬱症狀和壓力增加，則可能促使她們攝取不健康的食物[3]。所以，不健康食物的攝取、憂鬱症狀和壓力，三者之間存在著密不可分的關聯。

🔲 找到適合自己的紓壓方式，避免用吃來逃避壓力

如何與壓力共處一直是無可避免的課題，如果不正視壓力的根源，選擇用吃來逃避，反而會造成更多的「代價」，就像滾雪球一樣越滾越大。平時可以補充含色胺酸的食物，幫助放鬆、緩解情緒和壓力，我們將在下一段落詳細介紹。

在生活中，建議養成運動習慣，增加運動量對於減緩壓力有很大幫助，因為運動能刺激快樂荷爾蒙「血清素」的分泌。也要有充足的睡眠，因為睡眠與壓力息息相關，睡不好的話壓力會更大，壓力大又容易失眠，形成惡性循環。

當感到煩悶、壓力大時，建議適時放下手邊的工作，去茶水間泡杯咖啡、上廁所或伸展筋骨，暫時離開工作位置。多出去走走、曬曬太陽，補充維生素 D，給自己一個休息放鬆的機會。找到適合自己的方式來紓壓，不要把壞心情悶在心裡。如果壓力一直持續存在，建議尋求醫生的專業建議，制定最佳的處理方案。

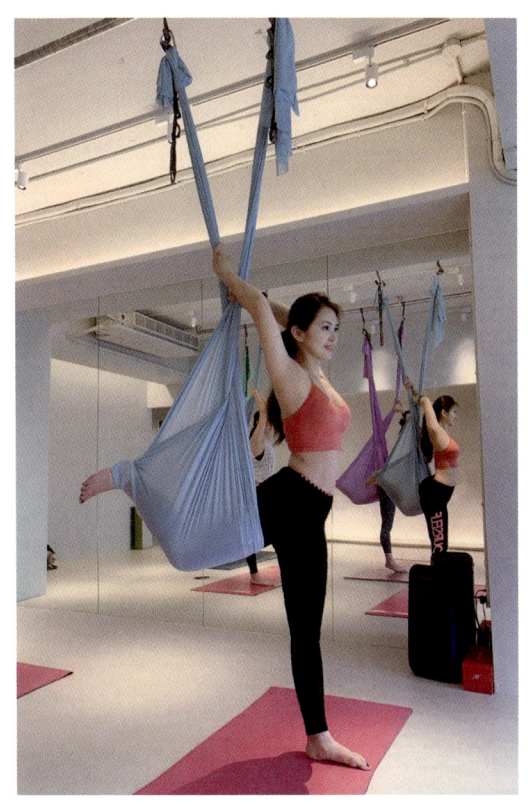

在生活中建議養成運動習慣，對於減緩壓力有很大的幫助。

減輕壓力飲食祕訣，色胺酸幫助放鬆緩解壓力

色胺酸（Tryptophan）為腦部合成血清素（serotonin）的原料，血清素是情緒管理和穩定心情的神經傳導物質，可控制人的情緒與壓力，可使人心情放鬆，緩解情緒，讓人不易緊張。在眾多營養素中，色胺酸是人體不能自行合成的胺基酸，需要透過飲食的方式來獲取，通常存在於植物和動物的蛋白質中。

為了降低壓力，可以從食物中攝取身體製造血清素的必要營養素，下頁圖片中幫大家整理出富含色胺酸的食物，常見食材如：

- 豆類及其製品 - 大紅豆、黃豆、青仁黑豆、五香豆干等。
- 乳製品 - 乾酪（起司）粉、奶粉（尤其是全脂牛奶）等。
- 動物蛋白 - 小魚干、蝦米、火雞肉、白帶魚、紅肉鮭魚、秋刀魚等。
- 其他 - 亞麻仁籽、黑芝麻粉等。

以上這些食材都能達到緩解壓力的目的，且具有誘發睡眠的功能，其中乳製品的乾酪和牛奶皆含有豐富的色胺酸，所以當睡不著覺時，可以試著沖泡一杯熱牛奶，能夠幫助緩解心情、放鬆壓力，具有幫助入眠的效果喔！

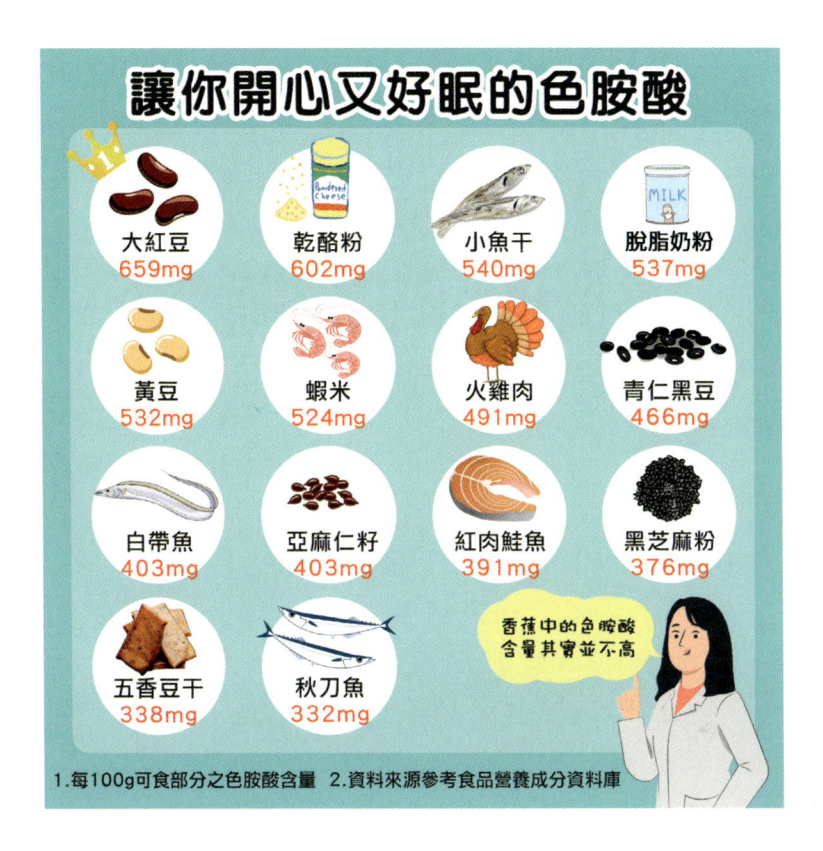

Chapter 2 ｜外食族的健康風險 - 生活型態篇

讓你開心又好眠的色胺酸

大紅豆 659mg	乾酪粉 602mg	小魚干 540mg	脫脂奶粉 537mg
黃豆 532mg	蝦米 524mg	火雞肉 491mg	青仁黑豆 466mg
白帶魚 403mg	亞麻仁籽 403mg	紅肉鮭魚 391mg	黑芝麻粉 376mg
五香豆干 338mg	秋刀魚 332mg		

香蕉中的色胺酸含量其實並不高

1.每100g可食部分之色胺酸含量　2.資料來源參考食品營養成分資料庫

參考文獻：
1. https://pubmed.ncbi.nlm.nih.gov/18834723/
2. https://pubmed.ncbi.nlm.nih.gov/19907109/
3. https://pubmed.ncbi.nlm.nih.gov/19604384/

加班延遲進食與肥胖的關聯性

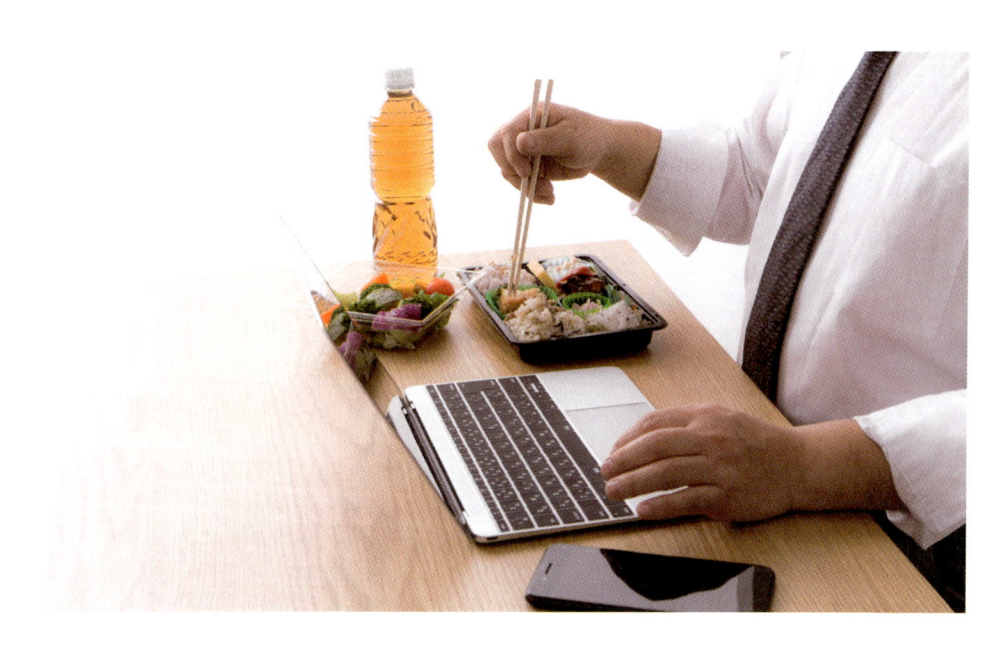

「加班」對於很多忙碌的上班族來說，似乎已經成為常態，下班時間往往拖過了正常的用餐時段，使得很多人無法按時吃晚餐，一不小心晚餐還會變成宵夜在吃。但是你知道嗎？「太晚吃晚餐容易變胖」這個說法是真的！因此，我們必須注意進食時間的早晚，特別是減重的人，更需要控制晚餐的時間。

晚餐吃得太晚，飲食品質會顯著較差

如果晚餐吃得太晚，過了正常的用餐時段，許多店家都已打烊，大部分只剩夜市、小吃攤、便利商店和餐酒館，不僅食物選擇有限，攝取到蔬菜和水果的機會也減少了。根據研究，晚餐吃得晚的人，飲食品質會顯著下降[1]。而且營業較晚的餐廳，比如居酒屋和餐酒館等，通常充斥著熱量密度較高的食物，再者，在這些地方用餐經常會搭配飲酒，不僅會延長進食的時間，在深夜時段進食，也會不自覺地攝取更多熱量。

晚餐進食時間的早晚，會影響睡眠和消化

相信大家都有這樣的經驗，如果晚餐吃得太晚，腸胃裡的食物若是還沒消化完全，就會導致夜晚輾轉難眠，進而影響睡眠品質。一般來說，碳水化合物在胃中的消化時間最短，其次是蛋白質和脂肪。大多數食物會在三個小時內從胃移動到十二指腸。因此，建議晚餐與睡眠至少間隔3小時，晚餐吃得早或晚，不僅會影響腸胃消化，還可能對體內的內分泌系統產生影響。

太晚吃飯會擾亂晝夜節律系統，增加肥胖風險

晚餐進食時間的早晚與肥胖之間的關聯，可能是因為內分泌系統在日夜間存在差異。2014年的研究發現，與食物攝取相關的器官，比如胃、腸、胰臟或肝臟，都有自己的生理時鐘，不規律的進食時間可能會擾亂晝夜節律系統，影響減重期間的代謝能力[2]。根據2023年的最新研究，晚吃飯會增加飢餓感、讓人更容易感到飢餓，還會改變脂肪細胞的基因表現，降低血液中瘦素（leptin）的濃度，導致脂肪堆積、脂肪燃燒減少，進而增加肥胖風險[3]。

晚上 8 點後攝取之熱量，與 BMI 呈顯著正相關

日本的一項橫斷式研究發現，晚餐習慣較晚吃的人，與肥胖之間有顯著的相關性。那些晚餐較晚吃的人（小於睡前 3 小時），BMI 通常較高，攝取的熱量、蛋白質、脂肪、膽固醇、動物蛋白質以及肉類菜餚的量也較多，這些飲食習慣會導致肥胖發生率的增加[4]。另一方面，晚上 8 點後攝取的熱量可以預測肥胖的風險，這些人通常會吃進更多的速食、喝全糖汽水，並減少水果和蔬菜的攝取，這些習慣會與 BMI 呈顯著正相關[5]。

加班先吃點輕食，晚餐後等 3 小時再入睡

建議忙碌的上班族應該儘可能提前吃晚餐，如果晚餐時間靠近睡覺時間，身體不會完全利用所攝取的熱量，而是把它存起來當內部脂肪。建議晚餐後至少要等待 3 小時再入睡，而且晚餐的份量不宜吃太多，要讓食物有足夠的時間消化，避免增加腸胃負擔。進食後也不要立即躺下，以免引起消化不良、腹脹或胃食道逆流等問題。

或許有人會問：「有時主管一聲令下或身扛許多重要專案，下班時間無法自己掌握怎麼辦？」這樣的情況我會建議：最好是在用餐時間先買外賣或叫外送，好好吃完晚餐後再投入工作。如果因為工作繁忙無法抽身，我通常會建議在公司存放些輕食小點，例如三角飯糰或沖泡穀物麥片。在公司先吃簡單的輕食墊胃，回家後再快速炒些青菜或煮點熱湯，這樣就能有效降低晚餐吃得太晚所帶來的肥胖風險。

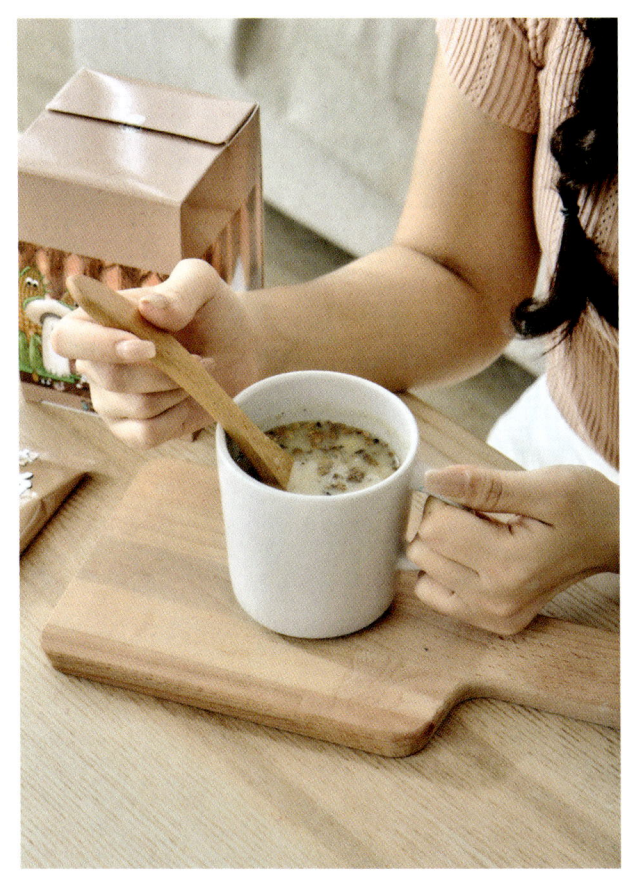

加班時可以在公司先吃簡單的輕食墊胃,才不會下班後用餐時攝取過多的熱量。

參考文獻:
1. https://www.ncbi.nlm.nih.gov/pmc/articles/PMC4380646/
2. https://pubmed.ncbi.nlm.nih.gov/24467926/
3. https://pubmed.ncbi.nlm.nih.gov/36198293/
4. https://pubmed.ncbi.nlm.nih.gov/25648986/
5. https://pubmed.ncbi.nlm.nih.gov/21527892/

睡眠不足對於健康的危害

覺得明明非常努力在減重，但辛苦這麼久卻一直沒瘦下來嗎？可能是因為你太常熬夜了！現代人因生活習慣或工作模式改變，很多人生活作息不規律，或者因為壓力大而失眠。但在減重期間，我們常把重點放在飲食和運動來維持身材，卻容易忽略睡眠的重要性。睡眠不足或是睡眠品質不好，也是導致體重增加的重要因素。

▨ 睡眠不足會影響生活品質及身體健康

睡眠是每個人不可缺少的需求，不僅要睡得飽，也要睡得好。睡眠不足會影響我們的思考和反應，導致疲憊、嗜睡、靈敏度降低、記憶力變差、注意力不集中等問題。睡眠不足也會影響我們的情緒，容易變得煩躁易怒，若長期缺乏休息還會增加意外的風險，讓整體生活品質變差。

嚴重的睡眠不足會影響身體健康，可能導致高血壓、肥胖、糖尿病和免疫系統減弱等疾病。心理健康方面，可能會導致焦慮症、憂鬱症、妄想症，甚至

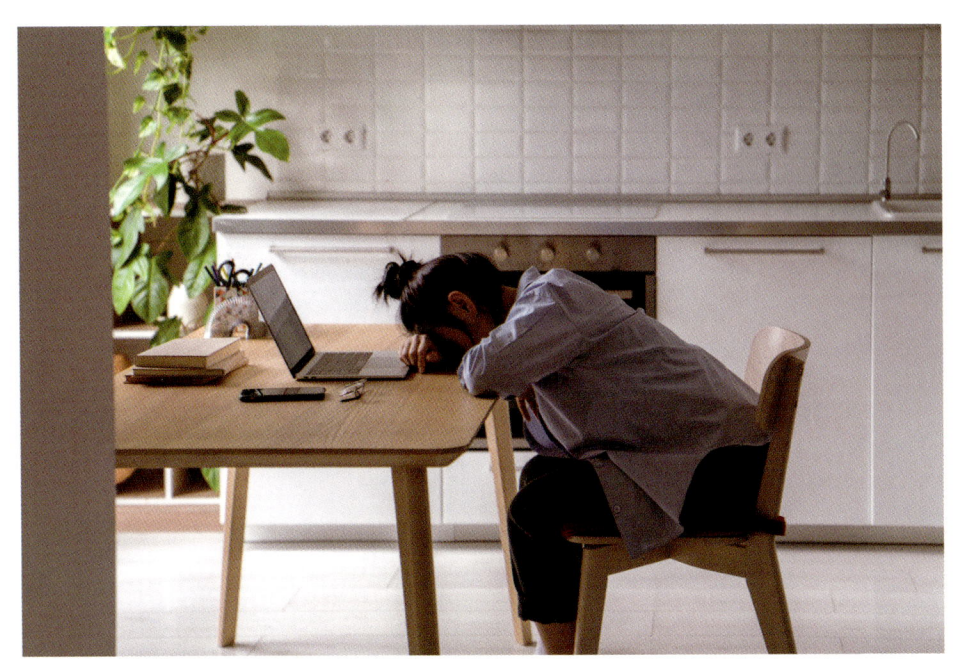

睡眠不足會容易變得煩躁易怒，若長期缺乏休息還會增加意外的風險。

產生幻覺。若兒童睡眠不足，還可能導致過動。因此，睡眠品質不僅是生活品質的重要指標，也是身體健康的重要保障。

18～64 歲成人建議每天睡眠時間為 7～9 小時

　　睡眠不足已成為現今的文明病，但到底要睡多少時間才算足夠呢？不少人應該都有過這樣的疑問，其實不同年齡層所需的睡眠時間各不相同。美國國家睡眠基金會（National Sleep Foundation，NSF）建議，18～64 歲的成人一天建議的睡眠時間為 7～9 小時；嬰幼兒和青少年族群則需要更多的睡眠時間，來幫助成長與發育[1]。有關各年齡層建議的睡眠時間整理如下頁圖表。

充足的睡眠能保持身體活力，提供心靈能量，也是增強免疫力的必要條件之一。雖然每個人的睡眠需求有所不同，可以根據個人活動量和健康狀況調整，但若睡眠時間遠遠超出或低於建議範圍，可能會對健康產生不良影響。因此，保持適量的睡眠對身心健康至關重要。

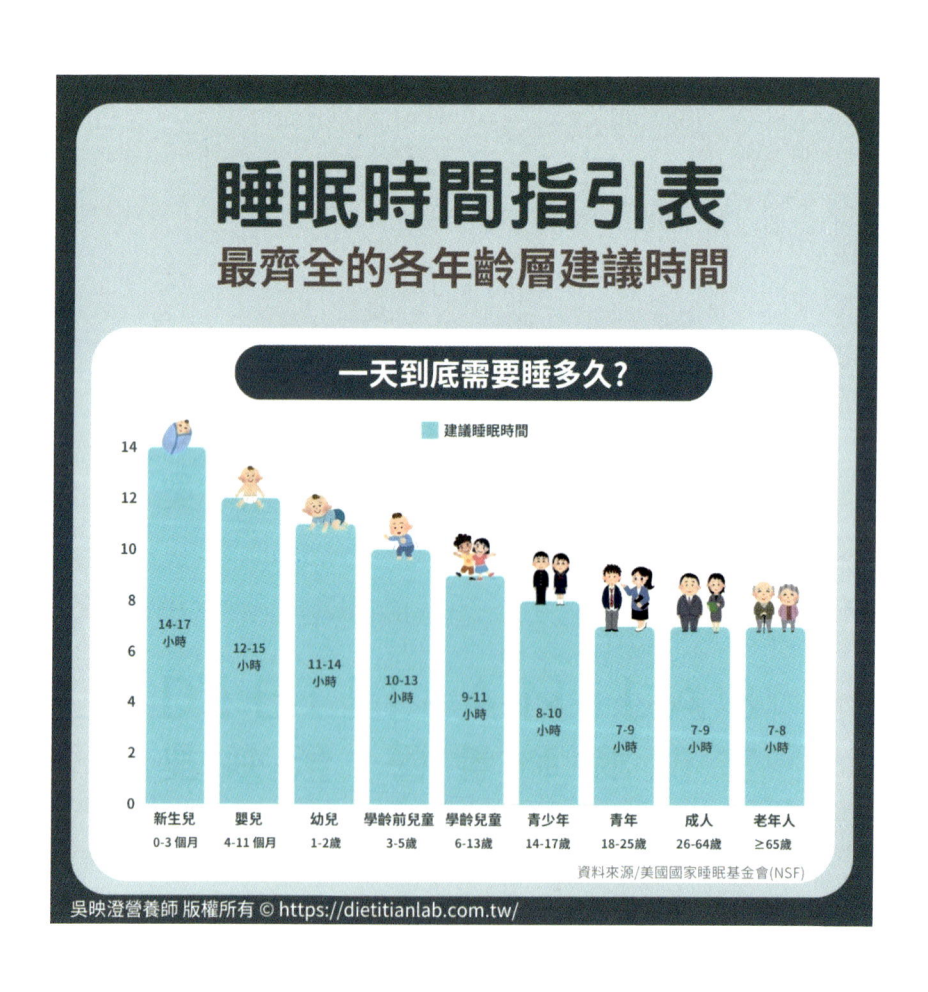

睡眠時間指引表
最齊全的各年齡層建議時間

一天到底需要睡多久？

年齡層	年齡	建議睡眠時間
新生兒	0-3 個月	14-17 小時
嬰兒	4-11 個月	12-15 小時
幼兒	1-2 歲	11-14 小時
學齡前兒童	3-5 歲	10-13 小時
學齡兒童	6-13 歲	9-11 小時
青少年	14-17 歲	8-10 小時
青年	18-25 歲	7-9 小時
成人	26-64 歲	7-9 小時
老年人	≥65 歲	7-8 小時

資料來源/美國國家睡眠基金會(NSF)

吳映澄營養師 版權所有 © https://dietitianlab.com.tw/

睡眠不足會影響代謝並擾亂荷爾蒙分泌

千萬不要小看睡眠對於肥胖的影響性！睡眠不僅會影響人體的內分泌系統、情緒和體重。若長期睡眠不足 7 小時，更會使體內代謝和內分泌功能失調，並改變食慾調節荷爾蒙的濃度，進而影響葡萄糖調節功能和食慾，就可能導致肥胖和糖尿病的發生。

❶ 血清瘦素（Leptin）下降：

瘦素主要是由脂肪組織所產生的荷爾蒙，又稱「食慾抑制荷爾蒙」，會向下視丘發出飽足感信號，透過抑制食物攝取並刺激代謝率來減輕體重，但熬夜、睡眠不足會使瘦素的分泌量降低[2]。

❷ 飢餓素（Ghrelin）升高、食慾素（Orexin）升高：

飢餓素是胃分泌的一種荷爾蒙，可刺激食慾及進食行為；食慾素則是由下視丘神經元所產生，主要負責調節進食和人體的甦醒。當睡眠不足時，瘦素減少可能會增加食慾素的活性，讓我們食慾大開，會比平常感覺更飢餓，但吃了之後也沒有飽足感，進而攝取更多的食物和熱量[2]。

人體有內建的生理時鐘，會根據每日的晝夜變化調節生理活動，使我們在固定的時間感到睡意或是飢餓，也會影響荷爾蒙分泌。調整好生活作息，能讓減脂過程更順暢。長期睡眠不足會影響荷爾蒙分泌，即便有運動和飲食管理，仍可能難以瘦身，這時就應該考慮是否受荷爾蒙問題所影響，並及早就醫治療。

睡眠品質與飲食質量和肥胖風險息息相關

日本的一項橫斷性研究發現，睡眠品質與飲食內容之間存在密切相關性[3]。研究結果顯示，睡眠品質較差的人，蔬菜與魚類的攝取量較低、糕餅類及麵食類的攝取量較高；此外，睡眠品質較差的人，更可能飲用能量飲品、含糖飲料和高碳水化合物食物，和不良的飲食習慣有顯著正相關，例如常常不吃早餐、飲食不規律等。若睡眠品質不好，不僅會導致較差的飲食質量，還會養成不健康的飲食習慣，進而導致不必要的熱量攝取。

許多研究指出，較少的睡眠時間，會與肥胖風險有顯著關聯[4]。加拿大一項針對成人的六年追蹤研究也發現，與平均睡眠時間 7～8 小時的人相比，短時間睡眠（5～6 小時）的人體重增加了 1.98 公斤，體重增加 5 公斤的可能性增加了 35％，肥胖風險增加了 27％。但有趣的是，過長的睡眠時間（9～10 小時），也會與體重和肥胖風險增加有關，可能的原因是待在床上時間增加而減少熱量消耗[5]。

每人對於睡眠的需求量有很大的個體差異，可以參考美國國家睡眠基金會（NSF）所建議的睡眠區間，找到適合自己的「最佳睡眠時間」。因為睡太多和睡太少都不是一件好事，睡得多不一定就等於睡得好，最重要的關鍵因素是睡眠的「品質」，接下來將教大家提高睡眠品質的小祕訣，讓你不僅睡得飽、也睡得好！

每天睡足 7～9 小時，儘量晚上 11 點前入睡

睡眠需要培養固定的作息時間，對於調整睡眠和減脂都很重要，不能今天 10 點睡，隔天卻凌晨 2 點才睡。每天記得睡足 7～9 小時，並且儘量在晚上 11 點前入睡。充足的睡眠不僅能讓氣色變好，也是一種能輕鬆實踐又容易達

成的減肥法。

幫助輕鬆入睡小祕訣，有助提高睡眠品質

1. 睡前不進食：睡前 2 小時不進食，避免腸胃過度工作，影響睡眠。
2. 睡前少刺激：避免睡前洗澡及運動，至少間隔 1 個小時以上，避免交感神經太過亢奮難以入睡。
3. 睡前先如廁：睡前先上廁所，避免半夜起床，且晚上少喝咖啡因、酒精、茶類的飲品。
4. 心情放輕鬆：睡前半小時放鬆，可以嘗試閱讀、伸展、冥想或放空，幫助心情平靜。
5. 遠離 3C 產品：睡前少用手機、平板電腦等 3C 產品，避免藍光干擾。
6. 營造舒眠環境：調暗房間燈光，穿著舒適的睡衣，營造適合睡眠的環境。
7. 善用輔眠產品：使用有鎮靜作用的精油，例如薰衣草，有助於放鬆神經，幫助入睡。

參考文獻：
1. https://pubmed.ncbi.nlm.nih.gov/29073412/
2. https://pubmed.ncbi.nlm.nih.gov/17212793/
3. https://pubmed.ncbi.nlm.nih.gov/25168926/
4. https://pubmed.ncbi.nlm.nih.gov/20175399/
5. https://pubmed.ncbi.nlm.nih.gov/18457239/

外食族必學的健康擇食法

CHAPTER 03

外食族必學的飲食技巧

超實用的 10 大核心飲食技巧！
讓你輕鬆養成健康飲食習慣，無論面對哪種外食選擇，都能聰明搭配、正確擇食！

技巧 1
認識食物分類與替換原則

許多人都很好奇，為什麼營養師一看到食物，就能馬上知道食物的熱量呢？本篇將揭露這背後的祕密。只要掌握基本的六大類食物分類概念，你也能輕鬆學會如何計算熱量。

食物種類	六大類食物飲食建議
全穀雜糧類	全穀雜糧類又稱為主食，主要提供澱粉，是一天熱量的主要來源。全穀及未精製雜糧類中，含有豐富的維生素（B 群、E）、礦物質與膳食纖維等營養素，這些有益健康的營養素會在精製加工過程中大量流失。因此，建議三餐主食應選擇全穀類及未精製雜糧類，減少精製澱粉的攝取，其中至少有 1/3 的份量為未精製的全穀雜糧。但要注意，玉米、地瓜、芋頭、南瓜等，其實都屬於全穀雜糧類，而不是蔬菜喔！
蔬菜類	蔬菜主要提供膳食纖維，熱量低又可增加飽足感，並刺激腸道蠕動；也是維生素、礦物質與植化素的良好來源。不同顏色的蔬菜具有不同的植化素，例如花青素、含硫化合物、胡蘿蔔素、茄紅素、類黃酮等，具有抗發炎、抗癌、抗老化等特性。建議每日三

食物種類	六大類食物飲食建議
蔬菜類	餐中應多樣化的攝取各式蔬菜,並優先選擇當季在地的新鮮蔬菜為佳。
水果類	水果與蔬菜同樣提供豐富的膳食纖維、維生素和植化素,尤其是維生素 C 的重要來源,但礦物質的含量相對較少。建議多樣化挑選當令的水果,若三餐各吃一個拳頭大或切塊、切片後大約半碗(一般飯碗)的量,則可達到每日飲食指南的建議量。 水果的外皮含豐富的膳食纖維及植化素,可連皮吃的水果,如蘋果、水梨、蕃茄、桃子和李子等,應儘量清洗乾淨後連果皮一起食用。
豆魚蛋肉類	豆魚蛋肉類提供優質蛋白質與維生素等營養,主要來源可分為植物性和動物性兩大類。為了避免攝取不利健康的脂肪,尤其是飽和脂肪,建議優先選擇植物性、脂肪含量較低的食物,所以在選擇這類食物時,優先順序應為豆類 > 魚類與海鮮 > 蛋類 > 禽肉 > 畜肉。避免油炸或過度加工過的食品,高脂肪的肉類記得去除肥皮,以減少油脂攝取。
油脂與堅果種子類	建議每日烹調用油以不飽和比例較高的植物油為主,因為有些食用油含有較高的飽和脂肪酸含量,較不利於人體健康。我們常會聽到每日要適量食用堅果種子類,因為堅果種子可以提供不飽和脂肪酸和維生素 E,另外還有維生素 B1、鉀、鎂、磷、鐵等營養素,但建議的食用方式是以堅果種子來「取代」精製過的食用油,而非在食用油之外再「多加」攝取堅果種子。
乳品類	乳品類食物提供豐富的鈣質,且含有優質蛋白質、多種維生素和礦物質。大多數人的飲食中普遍缺乏鈣質,每日攝取 1-2 杯乳品是最容易滿足鈣質需求的方法。如果不吃乳品(例如全素者),就需要特別注意每天攝取其他高鈣食物,例如高鈣豆製品、深色葉菜類、芝麻或鈣強化食品等,以確保得到充足的鈣質攝取。

人體所需營養素分為巨量營養素及微量營養素，巨量營養素也稱為三大營養素，巨量營養素之所以稱為「巨量」，是因為我們每天需要的份量很多，包括醣類（碳水化合物）、蛋白質及脂肪，通常是以公克（g）計算。微量營養素則包含有維生素、礦物質，需要量則是以毫克（mg）、微克（ug）來計算。在日常飲食中，食物含有多種營養素，而食物的熱量主要來自碳水化合物、蛋白質和脂肪這三大營養素。

食物代換表是將三大營養素含量相似的食物歸為一類，共分為六大類食物，包含全穀雜糧類、蔬菜類、水果類、豆魚蛋肉類、油脂與堅果種子類、乳品類，並依據三大營養素定量出每「一份」，使得每一份量同類食物含有約略相等的三大營養素及熱量，例如全穀雜糧類食物中，米飯 1/4 碗＝粥 1/2 碗，二者所含有的碳水化合物、蛋白質及脂肪量相似，都提供約 70 大卡的熱量。

在食物代換表中相同的食物分類，每一份食物均提供相同的三大營養素及熱量，但食物重量及供應量會有所不同。下頁圖表整理了衛生福利部公布的「食物代換表」，讓大家來實際了解各項食物「一份」的供應量。在日常飲食中透過食物代換表同類食物進行份量代換，可增加飲食多樣性及彈性。因此，透過食物代換表了解每個食材被歸類在哪個食物分類，再透過食材重量及供應量，就能估算出大略的熱量了。

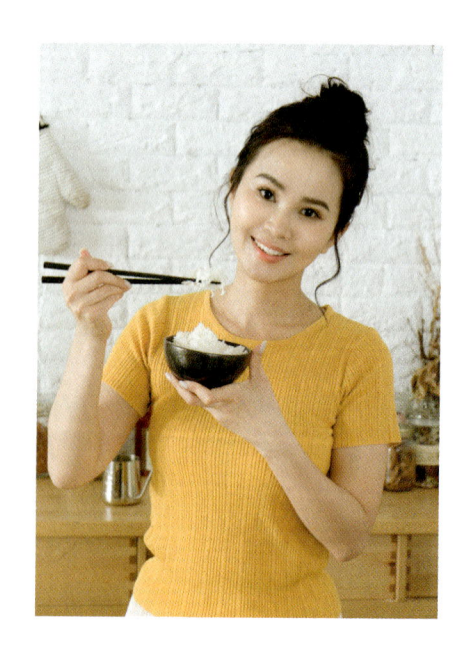

Chapter 3 ｜外食族必學的飲食技巧

食物分類	每份熱量	每份食物重量及供應量
全穀雜糧類	70 大卡	● 米類：飯 1/4 碗（40 公克）= 粥 1/2 碗（125 公克）= 米 / 糙米 / 什穀米 / 胚芽米 1/8 米杯（20 公克） ● 麵類：熟麵條 1/2 碗（60 公克）= 濕麵條（30 公克）= 濕河粉（25 公克）= 乾麵條 / 乾義大利麵（20 公克）= 乾冬粉 1/2 把（15 公克）= 乾米粉（20 公克） ● 麥類：饅頭 1/3 個（30 公克）= 吐司 1/2~1/3 片（30 公克）= 漢堡麵包 1/2 個（25 公克） ● 雜糧根莖類：小蕃薯 1/2 個（55 公克）= 馬鈴薯 1/2 個（90 公克）= 芋頭滾刀塊 3-4 塊（55 公克）= 玉米 2/3 根（85 公克） ● 豆類：紅豆 / 綠豆 / 花豆 / 鷹嘴豆 2 湯匙（25 公克）

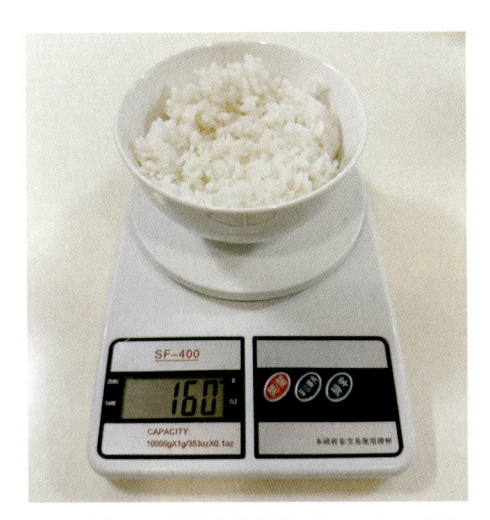

一碗飯（一般飯碗）熱量約 280 大卡，因為有 4 份的全穀雜糧類。

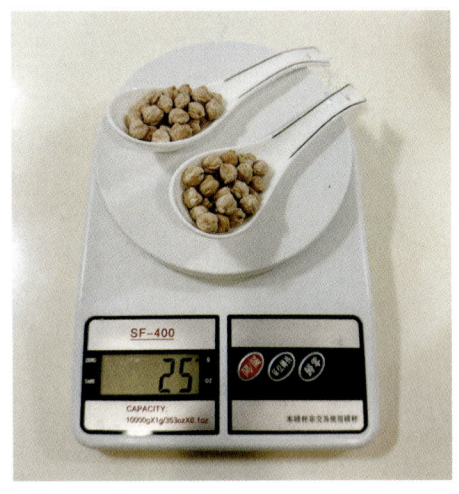

2 湯匙的乾豆類熱量約 70 大卡，實際重量約 25 公克。

食物分類	每份熱量	每份食物重量及供應量
蔬菜類	25 大卡	未煮熟蔬菜（100公克）＝煮熟後相當於直徑15公分盤1碟＝煮熟蔬菜1/2碗（收縮率較高的蔬菜如莧菜、地瓜葉）＝煮熟蔬菜2/3碗（收縮率較低的蔬菜，如芥蘭菜、青花菜）

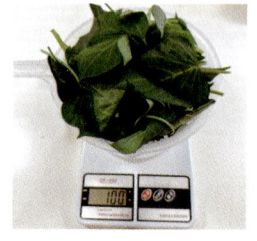

100公克未煮熟的葉菜類，一份熱量是25大卡，實際份量大約是一小籃。

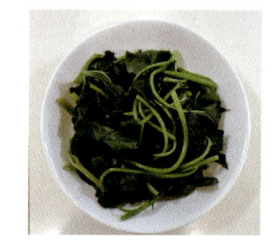

收縮率較高的蔬菜，煮熟後大約是一碟〔直徑約15公分〕或半碗。

食物分類	每份熱量	每份食物重量及供應量
水果類	60 大卡	柑橘1個（購買量190公克/可食量150公克）＝小富士蘋果1個（購買量145公克/可食量130公克）＝紅西瓜1片（購買量320公克/可食量180公克）＝哈密瓜1/4個（購買量300公克/可食量150公克）＝泰國芭樂1/3個（可食量160公克）＝水梨3/4個（購買量210公克/可食量145公克）＝玫瑰桃1個（購買量150公克/可食量145公克）＝葡萄13顆（購買量105公克/可食量85公克）＝大香蕉1/2根（購買量95公克/可食量70公克）＝聖女番茄23個（可食量220公克）

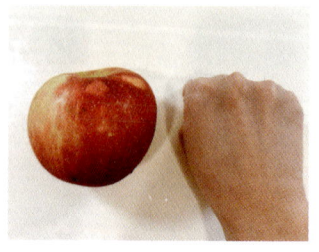

水果類一份是60大卡，相當於一個拳頭大小的水果。

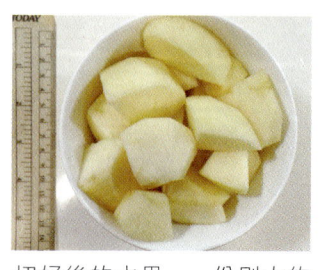

切好後的水果，一份則大約是1碗〔一般飯碗〕。

Chapter 3 ｜ 外食族必學的飲食技巧

食物分類	每份熱量	每份食物重量及供應量
豆魚蛋肉類	（低脂）55 大卡 （中脂）75 大卡 （高脂）120 大卡 （超高脂）135 大卡以上	**低脂（可食部分重量）：** ● 水產：一般魚類（生重 35 公克）= 蝦仁（生重 50 公克）= 牡蠣（生重 65 公克 / 熟重 35 公克）= 文蛤（生重 160 公克） ● 家畜：豬大里肌（生重 35 公克 / 熟重 30 公克） ● 家禽：雞里肉 / 雞胸肉（生重 30 公克）= 雞腿（生重 40 公克） ● 豆類：黃豆（生重 20 公克）= 黑豆（生重 25 公克）= 毛豆（生重 50 公克）= 無糖豆漿（190ml） **中脂（可食部分重量）：** ● 水產：虱目魚 / 鮭魚（生重 35 公克 / 熟重 30 公克） ● 家畜：豬大排 / 豬小排 / 羊肉（生重 35 公克 / 熟重 30 公克） ● 家禽：雞翅 / 雞排（生重 40 公克） ● 雞蛋（生重 55 公克） ● 豆類：油豆腐（生重 55 公克）= 五香豆干（生重 35 公克）= 傳統豆腐（生重 80 公克）= 嫩豆腐 1/2 盒（生重 140 公克） **高脂（可食部分重量）：** ● 秋刀魚（生重 35 公克）= 百頁豆腐（生重 70 公克）

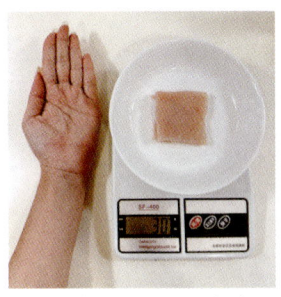

低脂肉類一份是 55 大卡，大約半個巴掌大，厚度約 1 公分。

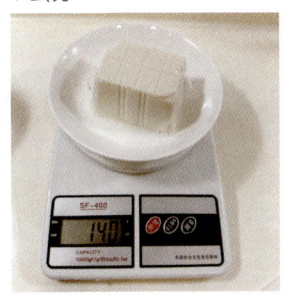

半盒的嫩豆腐（140 公克），熱量約為 75 大卡。

食物分類	每份熱量	每份食物重量及供應量
		超高脂（可食部分重量）： ● 豬蹄膀（生重 40 公克）= 梅花肉（生重 35 公克）= 牛腩（生重 40 公克）= 豬大腸（生重 100 公克） ● 加工肉類：香腸 / 臘肉（生重 40 公克）= 熱狗 / 五花肉（生重 50 公克）
油脂與堅果種子類	45 大卡	● 油脂類：油 1 茶匙（5 公克）= 沙拉醬 2 茶匙（10 公克）= 鮮奶油 1 湯匙（13 公克） ● 堅果類：花生仁 10 粒（13 公克）= 芝麻 4 茶匙（10 公克）= 杏仁果 5 粒（7 公克）= 腰果 5 粒（10 公克）= 核桃仁 2 粒（7 公克）

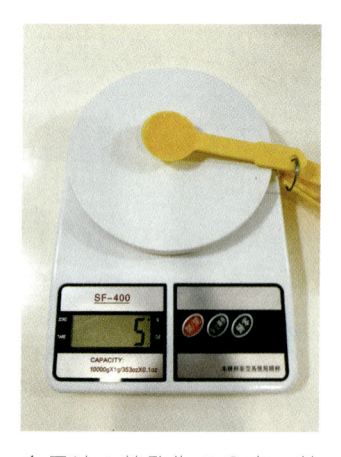

食用油 1 茶匙為 5 公克，熱量約為 45 大卡。

1 湯匙去殼的堅果種子約為 10 公克，熱量約為 45 大卡。

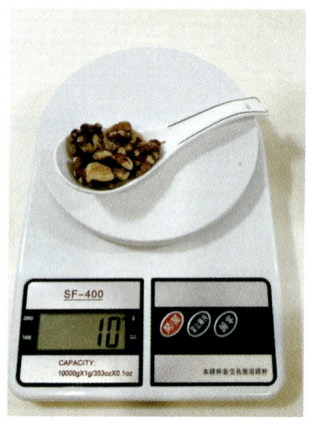

食物分類	每份熱量	每份食物重量及供應量
乳品類	（脫脂）80 大卡 （低脂）120 大卡 （全脂）150 大卡	**脫脂：** 脫脂奶 1 杯（240ml）= 脫脂奶粉 2.5 湯匙（20 公克） **低脂：** 低脂奶 1 杯（240ml）= 低脂奶粉 3 湯匙（25 公克） = 無糖優格 3/4 杯（210 公克）= 無糖優酪乳 1 杯（240ml） **全脂：** 全脂奶 1 杯（240ml）= 全脂奶粉 4 湯匙（30 公克） = 起司 2 片（45 公克）= 乳酪絲（35 公克）

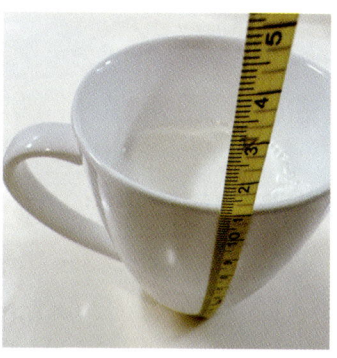

乳品類一份相當於 240 毫升的鮮奶，約為 3/4 杯的馬克杯。

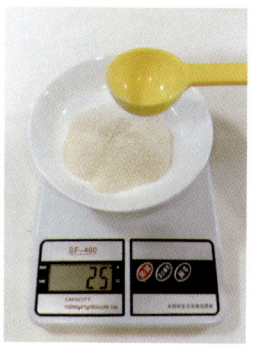

3 湯匙的低脂奶粉，約 25 公克〔1 湯匙約 8 克〕，提供 120 大卡的熱量。

資料來源：食物代換表（衛生福利部國民健康署 2019.5）

技巧 2
烹調方式選擇學問大不同

一、降低油脂含量的烹調方式

我們日常飲食中，常見以下幾種烹調方法，可以根據它們的油脂含量，簡單分為三類：

油脂較低

- **蒸**：利用加熱後的水蒸氣溫度使食物變熟、變熱，如「蒸飯」、「蒸魚」。
- **涮**：將生食切成薄片，放入滾水中迅速燙過，如「涮羊肉」。
- **燙、煮**：放入滾水或高湯中，快煮後撈出是「燙」，如「燙青菜」；加熱時間較久則是「煮」，如「煮麵」。
- **烤、烘**：將食材置於炭火等熱源附近或烤箱內，加熱使食物慢慢

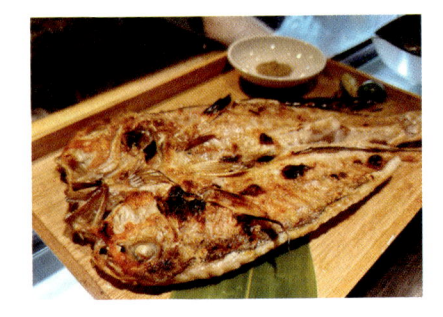

熟透，如「烤雞」、「烘牛肉」。

- **燉、滷**：先用大火燒滾食物，再用文火或放入碗中隔水煮到爛熟是「燉」，如「燉雞」；加入滷汁佐料煮至入味就是「滷」，如「滷味」。
- **拌**：加料拌和的調理方式，分為涼拌與熱拌，如「涼拌小黃瓜」、「熱拌茄子」。
- **醃泡**：用鹽、糖、酒等調味料（或調味汁）浸漬食物，如「醃蘿蔔」。

油脂中等

- **炒**：將食物以中大火翻攪至熟，如「炒青菜」。
- **爆**：將食物用大火熱油快炒即起鍋，比炒所需的時間更短，如「蔥爆牛肉」。
- **煎**：將食物放入少量油中，加熱至食物表面成金黃酥脆，如「煎魚」。
- **糖醋**：主要調味料為糖和醋，使菜餚帶有酸酸甜甜的味道，如「糖醋排骨」。
- **燒**：菜餚經過炒、煎，加入少許水或高湯及調味料，以微火燜燒至熟透並收汁，如「紅燒獅子頭」。

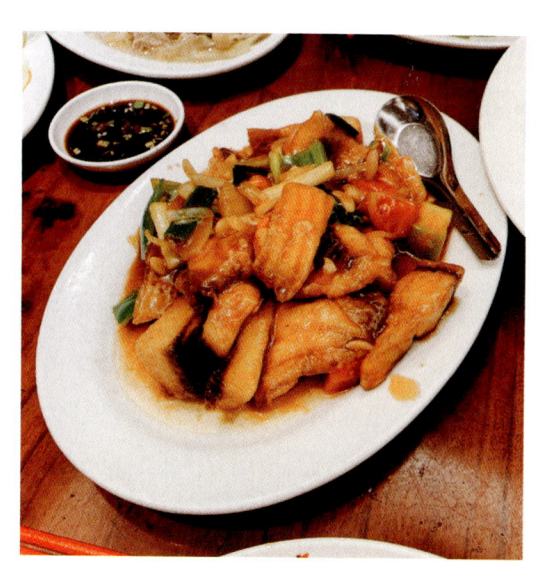

油脂較多

- **炸**：將食物放入多量的熱油中炸至外酥內熟，如「炸雞」。
- **酥**：將食物以熱油炸熟，再沾粉或麵糊後再回鍋炸至酥脆，如「排骨酥」。
- **三杯**：薑、蔥、紅辣椒爆香後放入主菜，加麻油、醬油、酒各一杯炒熟，再放入九層塔在鍋中燜燒後所成的菜餚，如「三杯雞」。

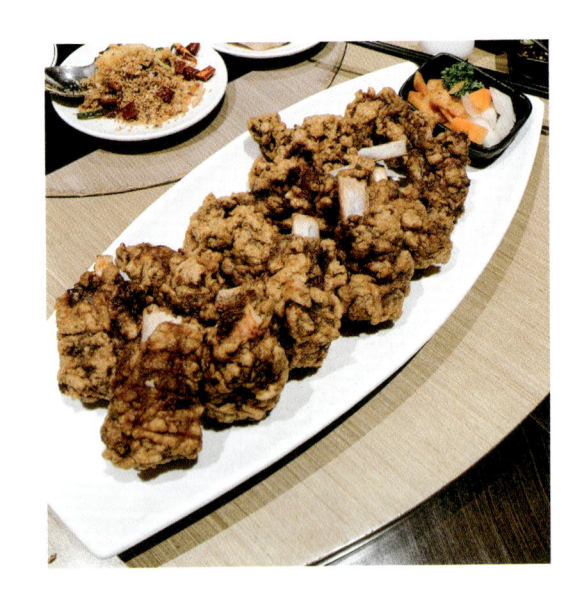

在許多自助餐和中式餐館的糖醋和三杯等烹調方式，乍看之下非油炸烹調而成，許多人因此失去戒心，但此類菜色常先經過油炸再進行勾芡，並加入許多調味醬料烹煮而成，因而增加了油鹽含量。因此外出用餐時，可以針對菜單上的菜餚名稱進行簡單區分，避免吃到一些高油的地雷菜色。

可多加選擇	請謹慎選擇	儘量少選擇
油脂**較低**	油脂**中等**	油脂**較多**
<ul><li>蒸</li><li>涮</li><li>燙、煮</li><li>烤、烘</li><li>燉、滷</li><li>拌</li><li>醃泡</li></ul>	<ul><li>炒</li><li>爆</li><li>煎</li><li>糖醋</li><li>燒</li></ul>	<ul><li>炸</li><li>酥</li><li>三杯</li></ul>

二、降低鈉攝取量的飲食訣竅

烹調方式除了對於油脂量有所影響外，鈉含量也會產生差異，鈉離子太多會引起水份滯留體內，引起水腫及高血壓，不利於體重及健康的維持。以下提供幾個降低鈉攝取量的飲食訣竅：

（一）在點菜時，若菜名出現「醃、燻、醬、滷、漬」等字詞，通常鈉含量較高。

（二）主動要求店家減少鹽和調味醬料的使用量，例如可以要求燙青菜時不再加上額外的醬汁或肉燥。

（三）用餐時避免再額外沾醬，也儘量不要再拿取餐桌上的鹽和添加調味醬料。

（四）儘量減少湯的攝取量，因為湯通常含有高量的鈉，尤其是過於鮮甜和濃稠的湯頭，可能添加了過量的鈉和調味料。（此章技巧 8 有針

對勾芡湯品之詳細說明。）
（五）在選購包裝食品時，請仔細閱讀營養標示，並優先選擇鈉含量較低的產品。
（六）如果食物太重口味，可以在進食前沖淡或過水，以去除部分醬料和鈉含量。

技巧 3
改變進食順序，澱粉食物最後再吃！

　　每當談到減肥減脂的話題時，總有各種各樣的觀點，特別是在「進食順序」這個議題上，有許多人認為關係著減肥減脂的成效。有人主張「先吃菜再吃肉」，有人則主張「先喝湯再吃菜或肉」，還有另一派主張「先吃肉再吃菜」。在這麼多不同的觀點中，到底哪一種才是正確的呢？

◨ 澱粉類食物最後再吃，能避免血糖急劇上升

　　事實上，「吃飯順序」並沒有一個絕對的答案，但我們可以遵循一個原則：「澱粉類食物最後再吃」。許多研究指出，先吃碳水化合物，再吃其他種類的食物，會導致體內血糖迅速升高，引起胰島素濃度上升，而過多的血糖容易轉變為脂肪囤積，不僅造成肥胖，也會同步增加糖尿病、心血管疾病等風險。

　　許多人可能會疑惑，為什麼胰島素的濃度升高跟脂肪囤積有關呢？因為胰島素是「脂肪的守護者」，具有促進脂肪合成、抑制脂肪分解的特性，當體內的血糖過高，身體會以為有大量的能量用不到，必須先儲存起來，而胰島素這時會大量分泌，指揮血糖儲存在脂肪細胞，等日後有需要再提領出來使用。

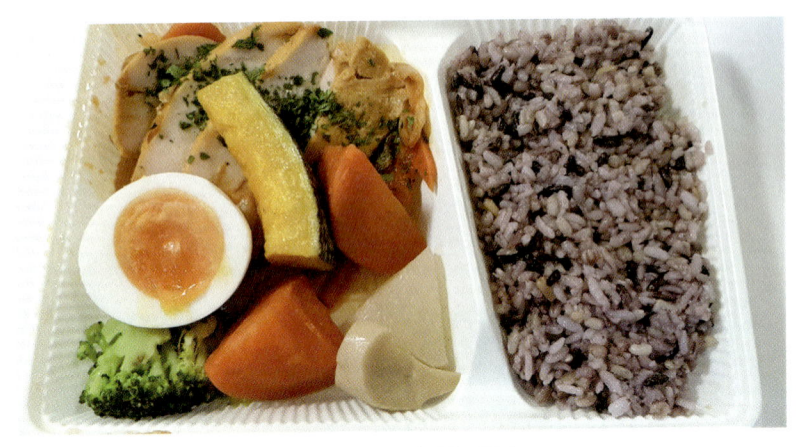

以全穀類代替白米飯更健康

　　反之，若能讓消化吸收後的血糖緩慢上升，就不會使胰島素大量分泌，也就能降低脂肪囤積的風險。因此，飲食建議以未精製全穀類（糙米、胚芽米、全麥等）取代精製澱粉類（白麵條、白吐司、麵包、蛋糕等）食物，且搭配「澱粉類食物最後再吃」，不僅能攝取到較豐富的攝食纖維，也容易產生飽足感，還能避免血糖急劇上升的問題。

最重要的不是「吃飯的順序」，而是控制總熱量攝取

　　至於要從哪一種食物類型開始吃，其實並沒有硬性規定。如果先吃蔬菜，由於蔬菜體積大、含水量高，可於進食後更快獲得飽足，同時蔬菜富含膳食纖維有助於腸道健康。如果先喝湯，也可以額外增加飽足感，但要避免攝取濃湯和重口味的湯品。而如果先吃肉類，研究表明，肉類之中的蛋白質會刺激下視丘的飽足感中樞，進而使大腦感到飽足感，發出停止進食的訊號，但要避免經

常性攝取飽和脂肪較高的肉類部位，如三層肉、動物皮、牛腩、五花肉及梅花肉等。

　　然而，最重要的不是「吃飯的順序」，而是控制總熱量攝取，才是減肥瘦身能否成功的關鍵。因此，記得要攝取豐富的蔬菜，搭配足夠的蛋白質和適量的澱粉類食物，保持飲食的均衡和多樣化，這樣才能幫助你控制體重，保持健康的身材。

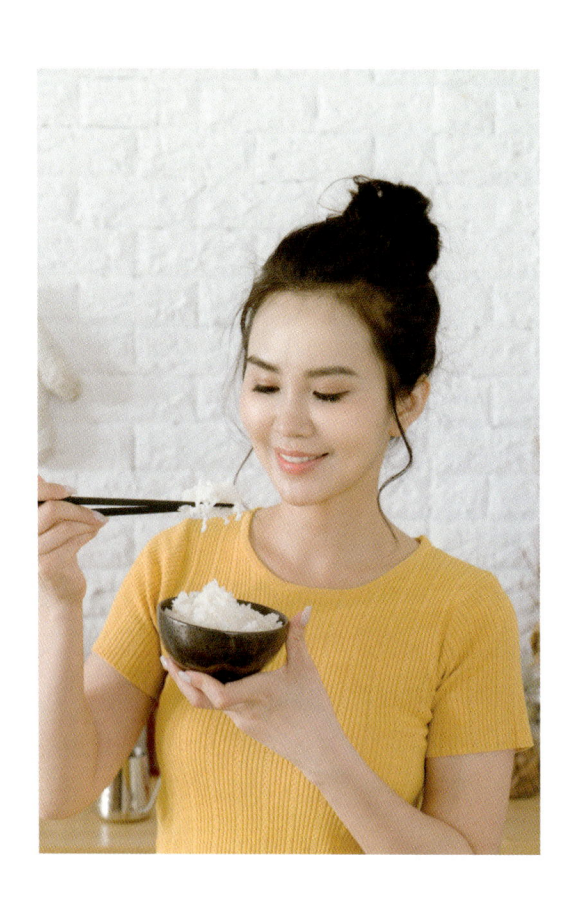

技巧 4
加強補充飲食不均易缺的營養素

外食族購買餐點的地點,大多都是小吃攤、夜市、便當店以及餐廳等地方,雖然不同店家所販售的菜色各具特色,但大多數所提供的食物具有高熱量、高澱粉及高油脂的特性,若疏忽均衡搭配及外食減油技巧,或經常只攝取固定的餐食,長期下來可能造成營養素不太均衡的問題。針對飲食中容易缺乏的營養素,建議依據國民營養調查的結果,於飲食中加強補充以下幾種營養素:

❶ 膳食纖維

根據 106-109 年國民營養健康狀況變遷調查,台灣人在各性別、年齡層的一日膳食纖維攝取量均未達建議量,19 歲以上的成年人平均一天僅攝取約 14-19 公克的膳食纖維,遠低於衛生福利部建議的標準 20-38 公克,攝取量明顯不足。另外,台灣人飲食型態的蔬果攝取量均大幅低於建議攝取量,膳食纖維可促進腸道蠕動,若攝取不足容易造成排便不順暢,進而影響代謝功能。

❷ 鈣質

　　鈣質為國人攝取狀況最差的礦物質，也是外食族最普遍缺乏的礦物質，根據國民營養調查結果顯示，4 歲以上台灣人的鈣攝取量均未達建議量；至 7 歲以上，攝取量會急遽下降至建議量的六成以下。另外，歷年來乳品類攝取不足的狀況皆十分嚴重，成年人每日乳品類攝取不足 1 份（鮮奶 240 毫升或 3-4 湯匙奶粉）的比例高達九成。

　　這些調查數據顯示，台灣人在嬰幼兒時期會攝取充足的乳製品，但一旦轉換成日常飲食，鈣質缺乏狀況就相當嚴重！成人每日需要 1,000 毫克鈣質，一杯 240 毫升的牛奶大約含有 250 毫克鈣質，一般人如果沒有留意加強補充，將非常難達到每日建議攝取量。建議在飲食中可遵循國健署「我的餐盤」乳品類「每天早晚一杯奶」之建議，並多食用豆製品、小魚乾、深綠色蔬菜等鈣含量豐富的食物。

❸ 維生素 D

　　維生素 D 對於鈣質的吸收十分重要，同時也幫助骨骼與牙齒的生長發育。維生素 D 在天然食物中含量很低，光透過飲食是很難攝取足夠，還需要搭配曬太陽幫助合成。然而，現代人長期待在室內、少外出曬太陽，血中維生素檢測發現維生素 D 相當缺乏，且盛行率普遍偏高，其中以 16～44 歲女性族群最為嚴重，約佔三至四成。因此，建議飲食中多攝取鮭魚、秋刀魚、雞蛋、菇類、燕麥等富含維生素 D 的食物，同時注意適當日曬，幫助身體製造維生素 D。

❹ 維生素 B 群

　　外食族的三餐經常不正常，長期壓力大、精神緊張和應酬飲酒，可能會消耗大量的維生素 B 群。維生素 B 群不僅參與醣類、脂肪和蛋白質的代謝，還

對維持皮膚、心臟和神經系統等多項生理功能有重要作用，若缺乏可能導致多種身體不適的症狀（如下表），包括疲勞、口角炎、貧血、皮膚問題和神經系統異常。因此，建議在飲食中加強攝取維生素 B 群的主要來源食物，以補充維生素 B 群的不足，尤其素食者應加強注意飲食中是否缺乏維生素 B12。

類型	缺乏可能出現症狀	主要食物來源
維生素 B1	嚴重缺乏症狀包括腳氣病、韋尼克氏水腦症等。	以小麥胚芽含量最豐富，堅果類、瘦豬肉、肝臟、大豆及其製品、奶粉都是主要來源。
維生素 B2	喉嚨痛、咽喉和口腔黏膜水腫、口唇乾裂、口角炎、舌頭發炎、貧血等。	牛奶、乳製品、內臟、肉類、綠葉蔬菜、強化穀類等。
菸鹼素（維生素 B3）	皮膚炎、消化不良、嘔吐、腹瀉、精神抑鬱現象等。	動物肝臟、肉類、魚貝類、蛋、牛奶、乳酪、糙米、胚芽米、香菇等。
維生素 B6	皮脂漏疹、小球性貧血、癲癇痙攣、憂鬱沮喪等。	全穀類、堅果、肉類、魚類、動物肝臟、蔬菜、豆類等。
維生素 B12	惡性貧血、皮膚蒼白、降低活動力、疲勞、呼吸短促、心悸。	動物性食品是主要食物來源，其中以肝臟、肉類含量較豐富。
葉酸	癌症和慢性疾病風險、胎兒神經管缺陷、腦神經退化、巨球性貧血等。	肝臟、酵母、綠葉蔬菜、豆類及一些水果都是豐富的食物來源。

技巧 5
挑選包裝食品必懂的食品標示

　　選購市售食品或餐點時，只要是購買「完整包裝食品」^(註)，根據食安法第 22 條之規定，都必須在產品外包裝上標示出食品成分及營養標示等資訊。外食族其實可以善用這些食品標示資訊，這不僅可以幫助你了解所食用產品的熱量及營養成分含量，也可以選擇較少添加物、低脂、少糖，且鈉含量較低的食品。

　　食品成分及營養標示要怎麼看呢？讓我們來仔細瞭解相關知識吧！

一、食品標示和營養標示之區別

　　依據食品安全衛生管理法第 22 條的規定，只要是完整密封的包裝食品，就必須在產品外包裝明顯標示以下這些項目：

＊（註）係指經固定密封包裝、具啟封辨識特性、同時可長時間保存，並可擴大銷售範圍為目的之包裝食品。

- 食品及食品原料之容器或外包裝，應以中文及通用符號，明顯標示下列事項：

（1）品名。

（2）內容物名稱；其為二種以上混合物時，應依其含量多寡由高至低分別標示之。

（3）淨重、容量或數量。

（4）食品添加物名稱；混合二種以上食品添加物，以功能性命名者，應分別標明添加物名稱。

（5）製造廠商或國內負責廠商名稱、電話號碼及地址。國內通過農產品生產驗證者，應標示可追溯之來源；有中央農業主管機關公告之生產系統者，應標示生產系統。

（6）原產地（國）。

（7）有效日期。

（8）營養標示。

（9）含基因改造食品原料。

（10）其他經中央主管機關公告之事項。

　　根據上述法規的條文，我們可以很清楚的知道，食品標示必須明確標示出以上 10 項，營養標示為必要標示的其中一項。由此可知，食品標示並不等同於營養標示，但營養標示是食品標示的一部分。

標示範例
市售包裝奶油風味夾心餅乾之標示

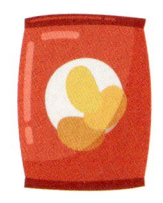

❶ 品名：奶油風味夾心餅乾
❷ 成分：麵粉、蔗糖、奶油、奶粉、大豆蛋白
❸ 淨重：120 公克
❹ 食品添加物：脂肪酸丙二醇酯、維生素 E（抗氧化劑）
❺ 製造商：○○股份有限公司
　　地址：○○市○○路○○號
　　電話：○○ - ○○○○○○○
❻ 原產地：台灣
❼ 有效日期：西元○○○○年○月○日
❽ 營養標示

每一份量 30 公克 本包裝含 4 份		
	每份	每日參考值百分比
熱量	60 大卡	3 %
蛋白質	0.8 公克	1.2%
脂肪	3 公克	5%
飽和脂肪	1 公克	5.6%
反式脂肪	0.2 公克	*
碳水化合物	7.5 公克	2.5%
糖	2.2 公克	*
鈉	50 毫克	2.5%

＊參考值未訂定
每日參考值：熱量 2000 大卡、蛋白質 60 公克、脂肪 60 公克、飽和脂肪 18 公克、碳水化合物 300 公克、鈉 2000 毫克

❾ 本產品使用基因改造大豆蛋白
❿ 本產品含有小麥、牛奶及大豆製品，不適合其過敏體質者食用

＊ ⑩其他公告事項請依產品類別及型態遵守不同食品類別公告規範特定之標示事項

資料來源：衛生福利部「食品標示法規指引手冊」

二、食品成分排序愈前面代表添加的量愈多

在食品成分的標示欄位中，無論添加的含量多寡，皆須在食品成分標示，且會依含量多寡由高至低分別標示，所以排序愈前面代表添加的量愈多。我們可以看到上述的標示範例，奶油風味夾心餅乾的成分依序是麵粉＞蔗糖＞奶油＞奶粉＞大豆蛋白。由此可知，「麵粉」為產品的主成分，添加的量最多，而「大豆蛋白」添加的量則最少。

因此，我們也可藉由展開的食品成分中，觀察是否有不必要的成分和食品添加物，購買時可以優先選擇較少食品添加物、成分較為單純的產品，避免攝取不必要的負擔。

三、注意「每份」和「每 100 公克」熱量的差別

要注意營養標示表格中會標註「每一份量 OO 公克，本包裝含 O 份」，其中「每份」的熱量要記得乘上產品的「份數」，要根據實際食用的份量計算。許多人會鬧的烏龍，就是很容易將「每份」和「每 100 公克」的熱量，誤認為是整包產品的總熱量，所以要仔細查看整包產品共含有幾份所標註之份量，才知道吃完整包產品攝取的總熱量是多少，也就能正確掌握所攝取的食物熱量及營養成分。

- 要仔細看包裝上所含的份數，要將「每份」的熱量乘上產品包裝所含的「份數」，才是代表整包的總熱量和營養成分。

- 碳水化合物指的是醣類，指總碳水化合物，包含膳食纖維。
- 糖是指單醣和雙醣之總和，主要有葡萄糖、果糖、蔗糖、麥芽糖、乳糖及半乳糖，包含額外添加的糖及原料含有的糖。

- 營養標示有規定標示出鈉的含量，可優先選擇鈉含量較低的產品。

營養標示		
每一份量　　公克（或毫升）		
本包裝含　　份		
	每份	每 100 公克（或每 100 毫升）
熱量	大卡	大卡
蛋白質	公克	公克
脂肪	公克	公克
飽和脂肪	公克	公克
反式脂肪	公克	公克
碳水化合物	公克	公克
糖	公克	公克
鈉	毫克	毫克
宣稱之營養素含量	公克、毫克或微克	公克、毫克或微克
其他營養素含量	公克、毫克或微克	公克、毫克或微克

技巧 6
選擇原型食物和潔淨標章為優先

　　為何許多營養學家都鼓勵人們選擇吃「原型食物」呢？在前面章節提到的原型食物，是指那些未經加工、保留原型態，且未添加額外化學物質的食物。這些食物含有豐富的維生素、礦物質和多種營養成分，保留了食物大部分的營養價值。

　　下頁表格依據 6 大類食物，整理出常見的原型食物與加工食品的對照表，幫助大家清楚辨別原型食物。原型食物往往能夠保留其原始的外觀和形態，而加工食物則多半「已看不出食物的原始風貌」。舉例來說，馬鈴薯是一種原型食物，但洋芋片經過切片、油炸、脫油、調味等加工程序，成為了加工食品。

　　攝取原型食物的優點在於，能夠完整保存食物的豐富營養素外，還因為少加工、不含食品添加物，進而減少了身體的代謝負擔。此外，原型食物通常需要自行製備，對於沒有時間料理的外食族來說，可選擇符合原型食物原則的外食，或是挑選具有「潔淨標章」、「簡單配方」、訴求「無添加」的產品。這類產品通常以健康為主要訴求，減少了食品添加物的負擔，不僅熱量較低，還有助於維持健康。

	原型食物	加工食物
全穀雜糧類	米飯、糙米飯、芋頭、地瓜、燕麥、馬鈴薯、玉米、紅豆、綠豆	年糕、芋頭糕、地瓜酥、麵包、麵條、洋芋片、薯條、爆米花、紅豆餡、綠豆糕、蛋糕、泡麵
豆魚蛋肉類	黃豆、黑豆、豆漿、嫩豆腐、傳統板豆腐、毛豆、魚、海鮮、牛肉、豬肉、雞肉、羊肉、雞蛋	百頁豆腐、魚丸、魚餃、燕餃、貢丸、香腸、火腿、熱狗、雞塊、肉鬆、蛋餃
蔬菜類	新鮮蔬菜	醃製菜、醬菜、醬瓜、罐頭蔬菜
水果類	新鮮水果	罐頭水果、果汁、蜜餞
油脂與堅果種子類	腰果、花生、核桃、開心果、南瓜籽、亞麻籽	花生醬、芝麻醬、胡麻醬、美乃滋、奶精
乳品類	牛奶	奶酪、起司、乳酪、奶油、煉乳

技巧 7
認識飲食中看不見的熱量

外出用餐時，常常令人感到困擾的是一些外觀上不容易識別，但卻是隱藏高脂肪的地雷食物。現在，我們來分享超級實用的「脂肪含量簡易判別法」，讓你能夠更聰明地選擇健康的飲食！

一、避免高脂陷阱的地雷食物

✓ 含動物皮食物
有含外皮的肉類，例如雞皮、豬皮、鴨皮、魚皮等。

✓ 可見白色脂肪
有看到白色脂肪的肉類，例如三層肉、五花肉、梅花肉、培根等。

✓ 霜降油花肉類
肉類中呈現均勻分散的油脂，例如「霜降」肉、「大理石紋」牛羊排、牛腩等。

✓ 動物內臟部位

動物內臟通常為高脂部位,例如魚肚、豬小腸、豬大腸等。

✓ 絞肉內餡製品

具有絞肉內餡的製品,例如包子肉餡、火鍋餃類、湯包等。

✓ 加工肉類製品

加工肉類製品,例如香腸、熱狗、貢丸、火腿等。

✓ 油處理過食材

用食用油處理過的食材,例如肉鬆、肉脯、三角油豆腐等。酥油食品也是極容易被忽略的隱藏高脂肪食物,常見於一般烘焙糕點,如鳳梨酥、麵包西點、燒餅和焗烤等。

✓ 酥脆油炸食物

油炸過的酥脆食物,例如炸雞、炸豬排、炸蝦等。

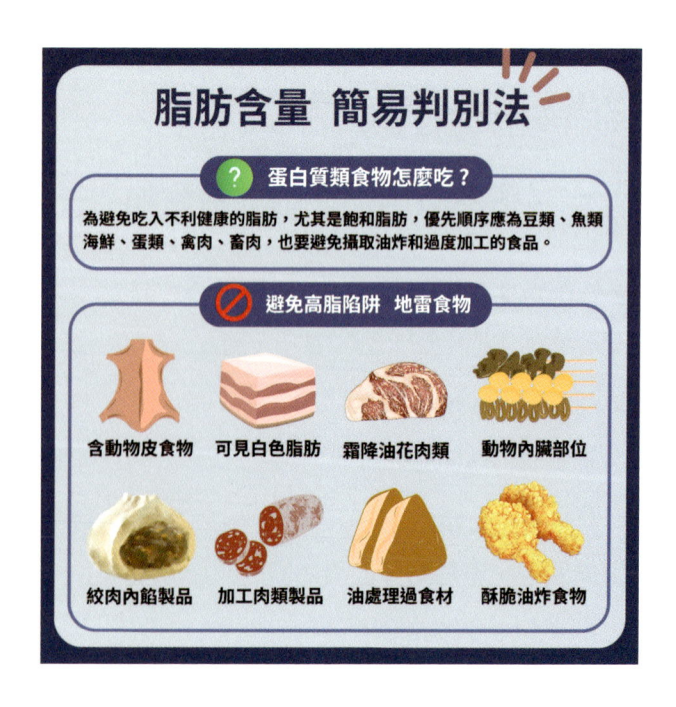

脂肪含量 簡易判別法

❓ 蛋白質類食物怎麼吃?

為避免吃入不利健康的脂肪,尤其是飽和脂肪,優先順序應為豆類、魚類海鮮、蛋類、禽肉、畜肉,也要避免攝取油炸和過度加工的食品。

🚫 避免高脂陷阱 地雷食物

含動物皮食物	可見白色脂肪	霜降油花肉類	動物內臟部位
絞肉內餡製品	加工肉類製品	油處理過食材	酥脆油炸食物

二、蛋白質類食物應該怎麼吃？

為了避免攝取不利於健康的脂肪，特別是飽和脂肪，選擇蛋白質食物時，記得優先順序應為豆類＞魚類及海鮮＞蛋類＞禽肉（雞鴨鵝）＞畜肉（豬牛羊）。此外，也要避免攝取油炸和過度加工的食品，過度加工的食品多半為隱藏版高油脂又高鈉的食品，應減少攝取，才能維持健康的飲食習慣。

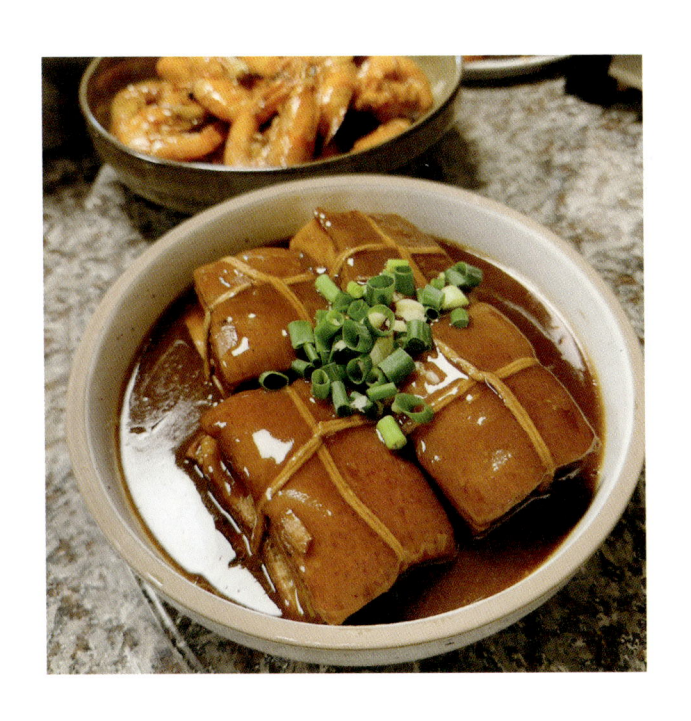

技巧 8
少吃勾芡類食物和醬汁

一、勾芡類食物暗藏熱量陷阱

對於經常外食的族群來說，外食的選擇往往免不了燴飯、燴麵、肉羹湯（麵）、酸辣湯（麵）……等，有許多人喜愛享用濃郁滑順口味的勾芡食物，這似乎成了緩解上班族煩悶心情的解憂食物！但為什麼營養師總是在衛教時反覆強調，希望想要減重的人儘量避免喝羹湯呢？

事實上，這背後的原因在於勾芡所使用的芡粉，通常都是太白粉、樹薯粉、玉米粉等澱粉類。這些澱粉使湯汁變得更加滑順濃稠，同時也能夠增添食物的光澤。然而，勾芡食物往往還需要添加油、醋、味精和糖，以呈現出鮮美的風味，而其濃稠感會包覆更多油汁及調味醬料，使我們在進食時將這些隱藏的油鹽照單全收。這些含有勾芡和重鹹口味的食物，一小碗可能就擁有 400-500 大卡以上的熱量，再加上內含各式豐富食材，一餐下肚後很容易就會讓熱量攝取超標。

一般來說，一碗湯大約需要 1.5-2 湯匙的太白粉或玉米粉來勾芡，這會額外增加近 50 大卡的精製澱粉熱量。湯中加入這些勾芡澱粉，容易導致血糖迅速上升，不利於糖尿病的控制，同時也容易導致肥胖和心血管等問題的發生。因此，對於想要減重的人來說，自我節制是必要的，同時在自己烹飪時也應該儘量減少使用勾芡的烹調方式，以免熱量攝取過高，影響體態的維持！

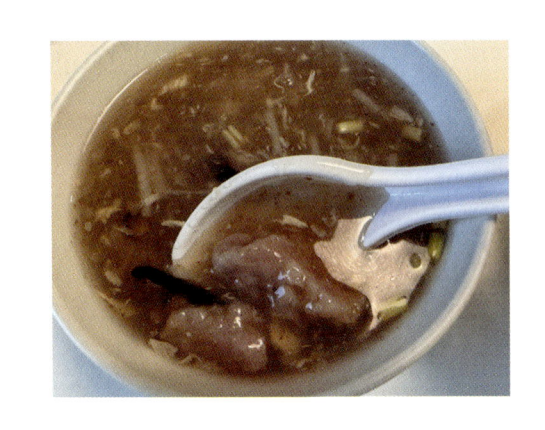

二、醬料

調味料、醬料的好處在於提升食物的美味，適當的鹹味、甜味，不僅有促進食慾的效果，還能增加食物的吸引力。然而在減脂期間，它們往往成了一個極容易讓熱量超標的隱形殺手！鈉是人體機能所需的電解質，適量攝取有助於維持細胞滲透壓和肌肉傳導，但過量可是會對健康造成風險。

根據世界衛生組織和衛生福利部的建議，每人每天建議鈉攝取量為 2,400 毫克，相當於 6 克的食鹽，很多人以為減鈉就是減鹽，飲食中含有鈉的不僅僅是食鹽，加工食品和烹飪用的人工調味品中，也可能含有不少看不見的鹽或鈉。

**每日鈉的總攝取量 =
天然食物中鈉含量 + 加工食品與人工調味品中的鈉含量**

常用的調味料如醬油、醬油膏、辣椒醬、烤肉醬、烏醋、味精、番茄醬、泡麵調味包等都含有鈉,這些成分可能導致體內水分滯留,不僅對減重不利,還可能增加高血壓等健康風險。

- 食鹽與常用調味品鈉含量的換算:
  1 公克食鹽 =400 毫克的鈉
  1 茶匙食鹽 =6 公克食鹽 =2400 毫克的鈉 =2 又 2/5 湯匙醬油
  =6 茶匙味精 =6 茶匙烏醋 =15 茶匙蕃茄醬
  (1 茶匙 =5cc;1 湯匙 =15cc)

根據國民營養調查的結果顯示,台灣人長期都有過量攝取鈉的情形。因此,外出用餐時,我們應該儘量要求少鹽的烹調方式,可以請店家淋上少量的調味醬料即可,或者要求店家將調味醬料另外提供,方便自行控制用量。這樣不僅能保證美味,還能夠更好地控制鈉含量攝取,有助於健康減重。

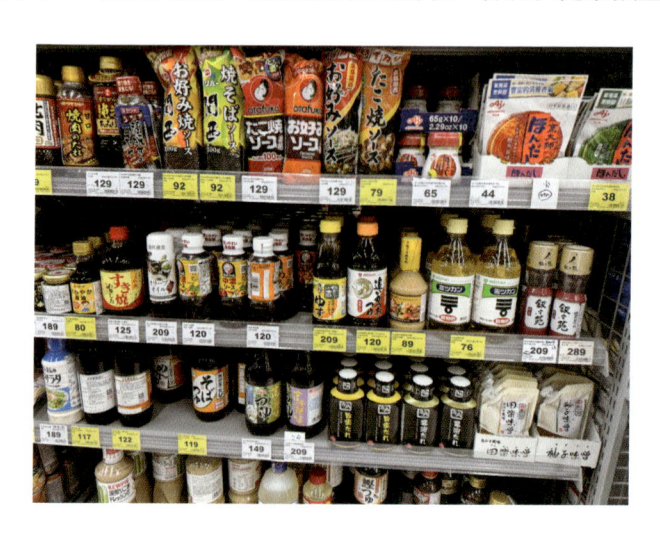

Chapter 3 ｜外食族必學的飲食技巧

/ T I T L E /

技巧 9
減醣！不吃白飯前應先減糖

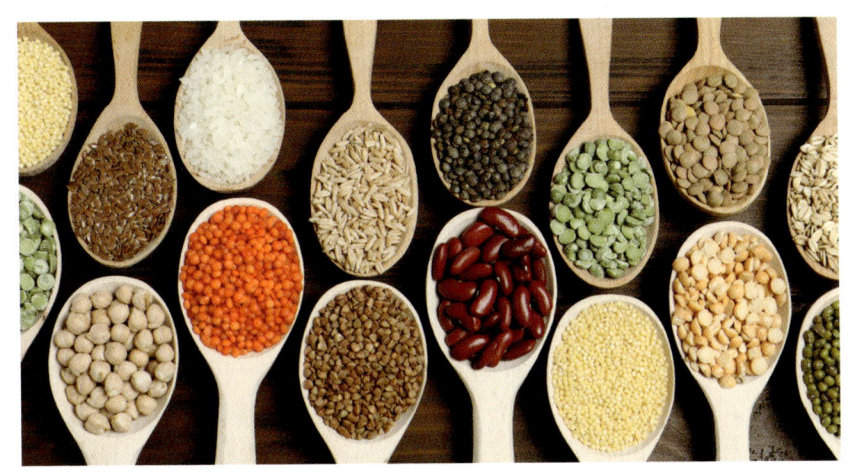

減醣飲食是減少精製澱粉和精製糖的攝取，以全穀類或未精製雜糧來取代。

　　近年來，「減醣飲食」的風潮相當盛行，我身邊許多親友也紛紛選擇奉行這種飲食法。然而，有趣的是，許多人嘗試將飯量減半或幾乎不碰澱粉食物，體重卻不減反增，反而不自覺地攝取更多高油脂的肉類。實際上，減醣飲食並非完全不碰澱粉食物，而是應該減少「精製澱粉」和「精製糖」的攝取，改以「全穀類」或「未精製雜糧」來取代。

那什麼是「精製澱粉」和「精製糖」呢？舉例來說，像常吃到的白麵條、白吐司、麵包、蛋糕、餅乾、含糖飲料、糖果等，皆屬於這些食物的範疇。至於「全穀類」及「未精製雜糧」，多數人乍聽下都覺得有點陌生，其實這些食材遠比我們想到的還要多，有糙米、胚芽米、黑米、蕎麥麵、麥片、全麥饅頭與吐司、馬鈴薯、地瓜、山藥、南瓜、芋頭、蓮藕、玉米、薏仁、蓮子等，通通都屬於全穀雜糧類的一員！

首先，我們要了解造成肥胖的原因：飲食攝取的總熱量＞身體消耗的熱量。從下頁圖表可以看出，米飯相較於其他精製澱粉和主食類，如吐司、麵包、蘇打餅乾、芋圓、地瓜圓等，更能提供飽足感和充足營養。米飯並非造成肥胖的元兇，而是日常最佳的主食選擇。因此，擔心澱粉攝取過多而避免食用米飯，可能反而會導致攝取更多總熱量。

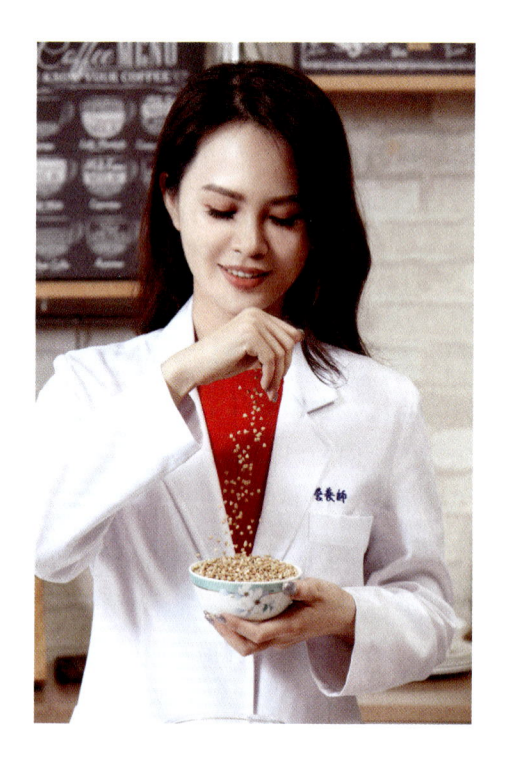

在選擇米飯時，建議可以考慮挑選未精製的糙米、胚芽米、五穀米等，來替代傳統的白米飯。很多人剛開始吃覺得口感太硬不習慣，其實可以將這些未精製的穀物與白米飯混合搭配，初期建議的比例是未精製穀物：白米＝1：2，這樣口感較容易接受，食用一段時間較適應後，再逐漸拉高未精製穀物的比例。

這些原態、未過度精製加工的全穀雜糧類，含有更多的膳食纖維、維生素B群、維生素E與植化素，不僅可增加飽足感，促進身體新陳代謝，有助於控制體重，還可以維持血糖穩定，同時也能預防及改善慢性病的症狀。因此，在減重選擇不吃任何澱粉前，請務必先減少「精製澱粉」和「精製糖」的攝取。

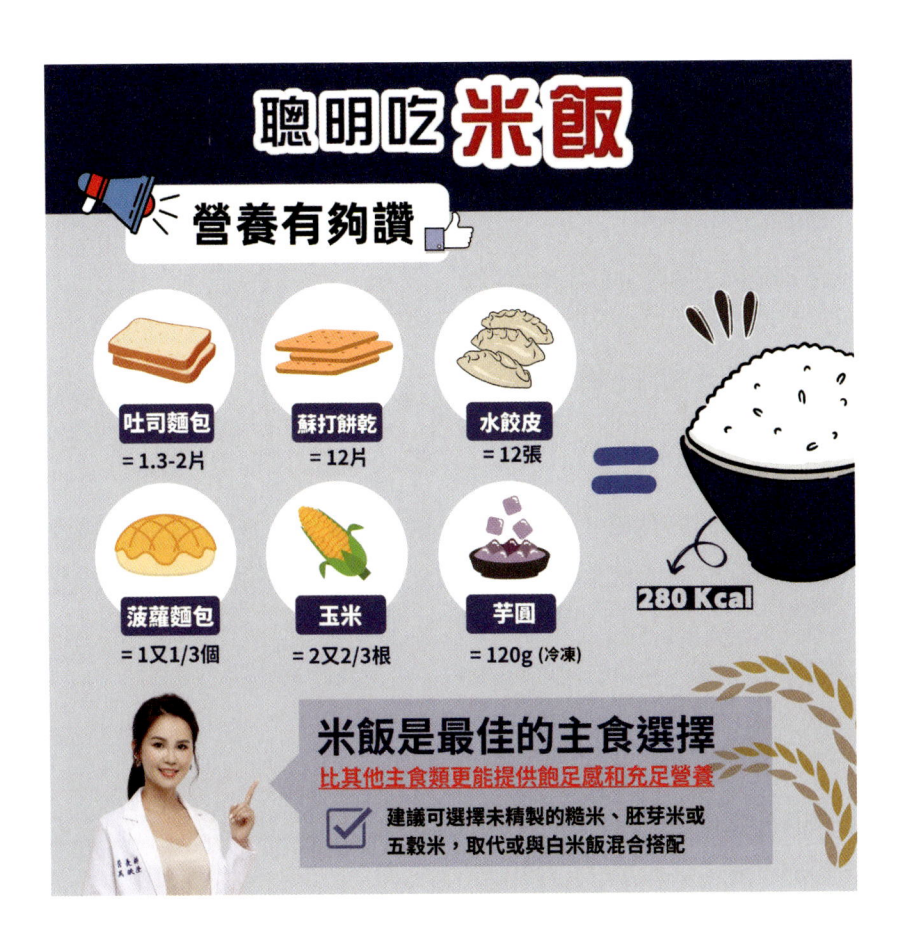

聰明吃米飯 營養有夠讚

吐司麵包	= 1.3-2 片
蘇打餅乾	= 12 片
水餃皮	= 12 張
菠蘿麵包	= 1又1/3 個
玉米	= 2又2/3 根
芋圓	= 120g (冷凍)

= 280 Kcal

米飯是最佳的主食選擇
比其他主食類更能提供飽足感和充足營養

☑ 建議可選擇未精製的糙米、胚芽米或五穀米，取代或與白米飯混合搭配

技巧 10
紅肉與白肉，脂肪比一比

很多人一定都有聽過減肥要吃白肉！但究竟紅肉和白肉的區別在哪呢？其實有一個簡單的判別方法，可以依據肉類在烹調前的色澤，通常是以肉類含有的肌紅蛋白含量，來區分紅肉和白肉。

一、紅肉（肌紅蛋白高）

以哺乳類動物為主，也就是四隻腳的動物，例如牛、羊、豬等。紅肉營養價值豐富，富含礦物質鐵、鋅和維生素 B 群等營養素，特別適合缺鐵及懷孕婦女；但紅肉飽和脂肪酸含量也較高，有心血管疾病和有家族遺傳史應該要適量食用。

- ✓ 牛、羊：鐵、鋅、B12 含量豐富，可以幫助預防貧血
- ✓ 豬：富含維生素 B1，幫助補充好活力

許多紅肉富含白肉沒有的珍貴營養素，但紅肉被列為「2A 級」的可能致癌物，可能與燒烤或高溫煎炸的料理方式有關。

二、白肉（肌紅蛋白低）

以禽類和海鮮水產為主要來源，例如雞、鴨、鵝、魚蝦貝類等。其中鮭魚的肉色雖然呈現橘紅色，但其實屬於白肉，呈現橘紅色是因蝦紅素所致。

同等重量的白肉與紅肉相比，白肉通常具有低熱量、低脂特性，而且所含的脂肪，也是以不飽和脂肪酸為主（魚類含豐富的 omega-3 脂肪酸），適合欲減重、增肌減脂的族群。

無論是紅肉還是白肉，其實都有各自的營養價值。在挑選肉類時，更重要的是慎選部位，優先挑選較瘦的低脂部位，這樣可以更好地控制熱量攝取。此外，掌握「適量食用」、「均衡攝取」和「健康烹調」，也是非常重要的原則，這樣紅肉和白肉都能成為提供人體所需營養素的良好來源。

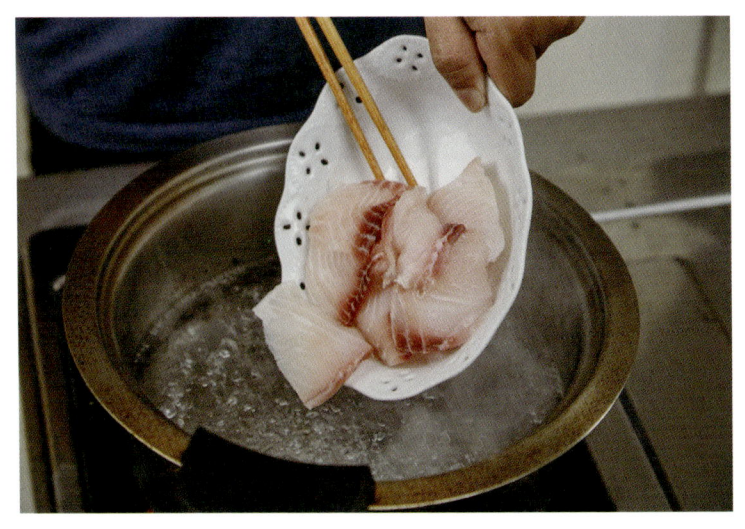

白肉具有低熱量、低脂的特性，適合欲減重和增肌減脂的族群。

外食族必學的健康擇食法

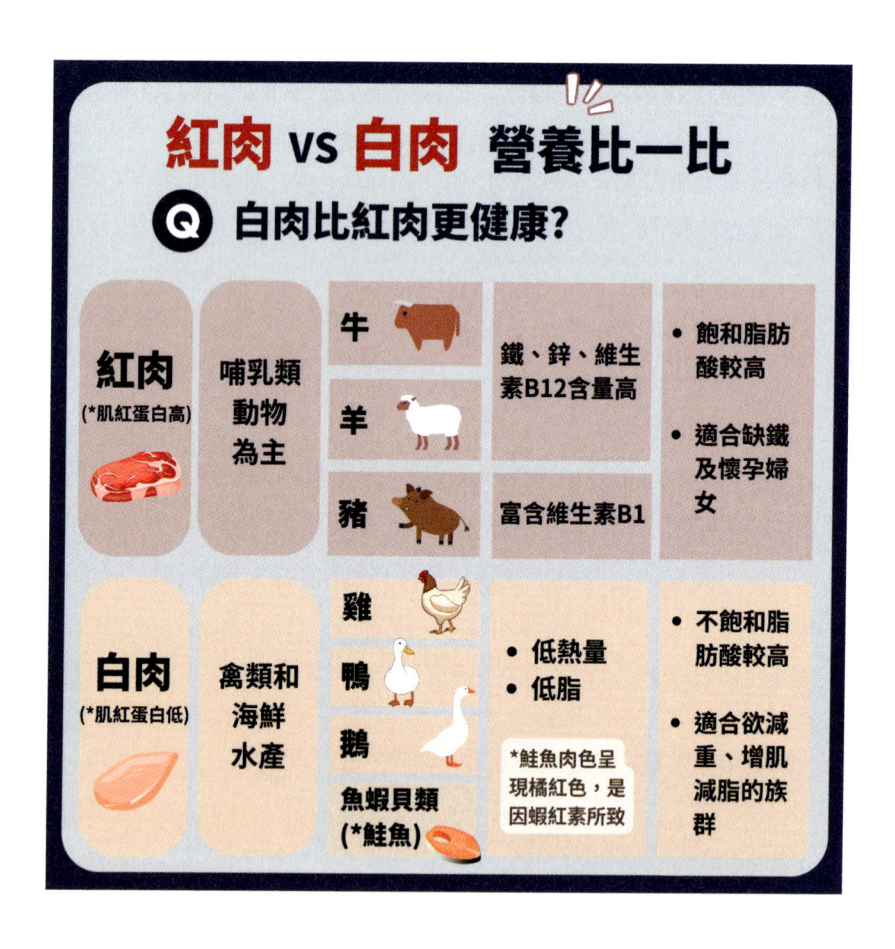

紅肉 vs 白肉 營養比一比
Q 白肉比紅肉更健康?

紅肉 (*肌紅蛋白高)	哺乳類動物為主	牛 羊 豬	鐵、鋅、維生素B12含量高 富含維生素B1	• 飽和脂肪酸較高 • 適合缺鐵及懷孕婦女
白肉 (*肌紅蛋白低)	禽類和海鮮水產	雞 鴨 鵝 魚蝦貝類 (*鮭魚)	• 低熱量 • 低脂 *鮭魚肉色呈現橘紅色，是因蝦紅素所致	• 不飽和脂肪酸較高 • 適合欲減重、增肌減脂的族群

92

CHAPTER 04

超級實用的外食攻略

帶你走進真實的外食情境,針對日常生活中常見的 13 個外食場域,實際靈活運用所學的飲食技巧,做出對健康更友善的選擇。

超商外食攻略

現代人生活步調忙碌緊湊，超商不僅提供便民的服務，還供應多元化的美食，由於便利商店密度之高，已成為許多人繁忙生活中的便利選擇。但不少人為了方便，常隨手買個東西裹腹充飢，容易造成飲食不均衡，長期下來可能對健康造成隱憂。其實，只要選對方式，超商也有不少健康選項！本篇文章將和大家分享如何聰明選擇食物和飲料，幫助你在方便、美味和健康間取得平衡，讓每一餐都能吃得均衡又營養。

🟩 超商選食原則：便利之中取得美味和健康的平衡！

❶ 優先選擇「潔淨標章」或「健康取向」的產品

全家超商現在積極推動「潔淨標章 (Clean label)」認證（如下頁圖表），此認證標章訴求為無添加或減少添加物，目前於餐盒、飯糰、麵包、三明治、沙拉、輕食小吃、飲料、零食點心、冰品等品項，皆可發現它的蹤影。另外，統一超商 7-ELEVEN 也推出「Simple-Fit」系列，這系列鮮食餐盒的特色為

蔬菜份量較多、提供低脂的優質蛋白質和五穀雜糧飯選項，是外食族挑選餐點時較為健康的選擇！

潔淨標章

潔淨認證
約減少約31%添加物使用

1. 無添加八大添加物（人工化學合成香料、人工化學合成色素、人工化學合成甜味劑、防腐劑、漂白劑、保色劑、結著劑、含鋁膨脹劑）
2. 原料必須為非基因改造
3. 農藥殘留符合法規的規範

雙潔淨標章

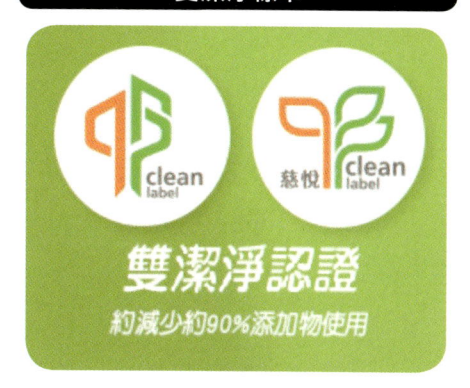

雙潔淨認證
約減少約90%添加物使用

1. 必須符合潔淨標章的原則
2. 雙潔淨標章只能允許用政府容許的794多種中的75種添加物，為更嚴格的篩選條件！

資料來源：截取自全家便利商店網站

❷ 養成查看「營養標示」和「食品成分」的習慣

　　超商所販售的包裝食品上都有清楚的食品標示，這些資訊能協助你確認食品成分和計算熱量，也可以參考第三章所教的方法。挑選成分越單純的食品，可以減少食品添加物攝取；除了注意熱量，也須留意三大營養素（蛋白質、脂肪和醣類）的份量和搭配比例，不要只關注熱量而忽略營養素喔！

❸ 方便購買外食容易缺乏的蔬菜和水果

飲食中膳食纖維攝取不足，容易造成排便不順暢，也不利於控制血糖和血脂，外食族容易缺乏蔬菜和水果，在便利商店都很方便購買。蔬菜部分，如生菜沙拉、溫沙拉、關東煮的蔬菜、袋裝微波蔬菜等；水果部分，如生鮮水果盒/袋、香蕉、芭樂等，都是不錯的選擇！

❹ 原型食物優於加工食品，保留較多營養價值

超商購物時，儘量選擇原型食物吧！前面章節有提到原型食物的辨別小技巧，簡單來說，就是可以看出食物原型態的產品，能保留較多營養價值，還能減少食品添加物的攝取，幫助減輕身體負擔，像是生菜沙拉、茶葉蛋、鮮奶、豆漿、地瓜、雞胸肉、水果等，都是屬於原型食物；儘量少選擇加工製品及高油烹調餐盒，像是熱狗、香腸、炸豬排飯、炒飯、燴飯、含糖飲料、零食餅乾等，這類食物通常隱藏高熱量、高脂及高鈉的危機。

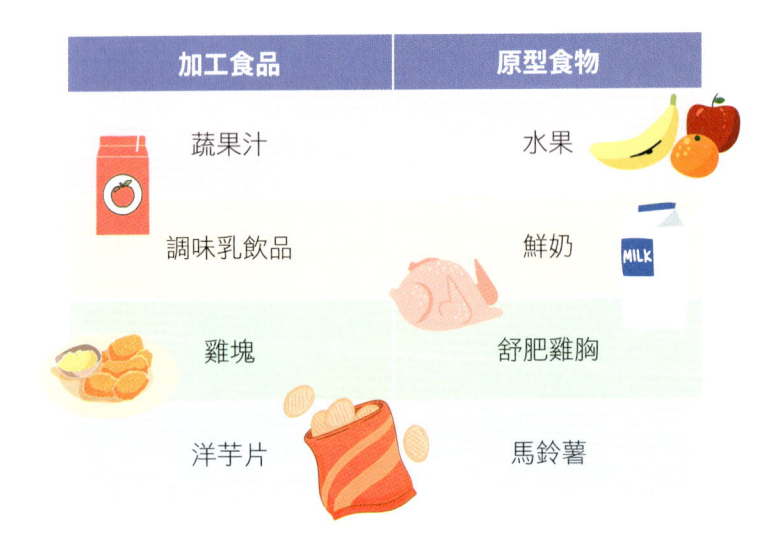

加工食品	原型食物
蔬果汁	水果
調味乳飲品	鮮奶
雞塊	舒肥雞胸
洋芋片	馬鈴薯

超商餐點搭配示範：1,000 大卡的一日減重食譜示範

　　以就近能在便利商店購買到的商品為例，善用超商原型食物提升膳食纖維，並搭配優質蛋白質，替代高油、高鹽、高糖的飲食型態，除了能攝取到豐富的膳食纖維，還可減輕身體負擔，讓您省時便利，又能減輕熱量。

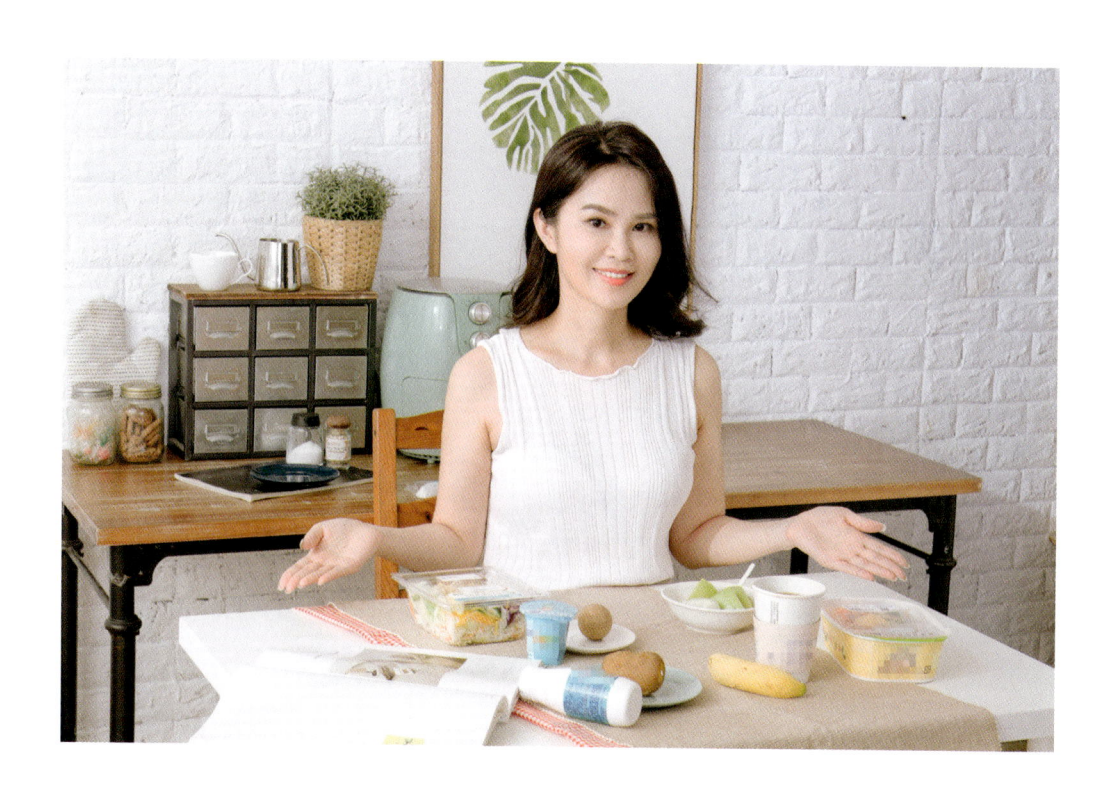

外食族必學的健康擇食法

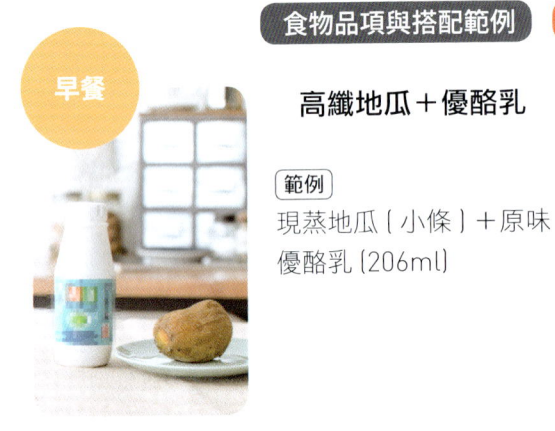

	食物品項與搭配範例	熱量	食物特色與搭配說明
早餐	**高纖地瓜＋優酪乳** 〔範例〕 現蒸地瓜（小條）＋原味優酪乳（206ml）	260 大卡	屬於原型食物的地瓜，擁有豐富膳食纖維，搭配好菌滿滿的優酪乳，除了能補充每日所需的乳製品及鈣質，也能讓體內維持好的菌叢生態，幫助順暢。
餐間點心	**新鮮水果＋無糖飲品** 〔範例〕 香蕉1小根＋美式黑咖啡或無糖茶飲 （超商香蕉較大根約2份水果的份量，約120大卡）	60 大卡	餐間可以選擇美式黑咖啡或無糖茶飲，避免含糖飲料，再搭配水果增加滿足感，避免下一餐因為飢餓過度進食。
午餐	**未精製的全穀雜糧＋低脂肉類** 〔範例〕 香烤雞胸鮮蔬餐	355 大卡	午餐米飯建議選擇未精製的全穀雜糧取代白米飯，主菜則以低脂肉類，如：雞胸肉為優先選擇，避免高熱量的油炸物。

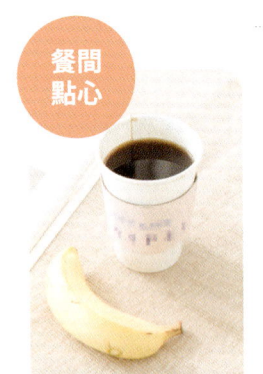

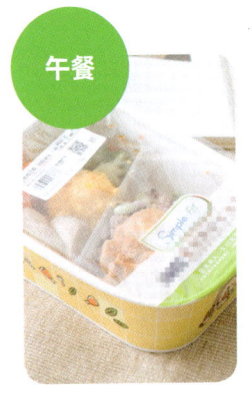

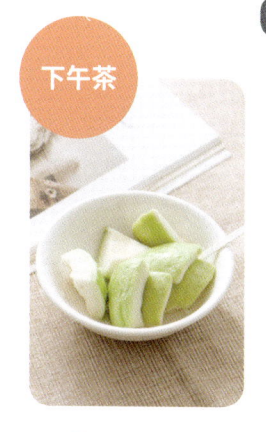

Chapter 4 ｜超級實用的外食攻略

	食物品項與搭配範例	熱量	食物特色與搭配說明
下午茶	**新鮮水果** 範例 芭樂 1 小碗（160g）	60 大卡	下午茶避免選擇高熱量的零食點心和精製甜食，建議以新鮮水果取代，例如低升糖又富含膳食纖維的芭樂，作為下午茶點心，將會是一個好選擇。
晚餐	**高纖蔬菜＋優質蛋白** 範例 蔬菜沙拉 1 盒＋優格 1 個（100g）＋茶葉蛋 1 顆	265 大卡	高纖蔬菜沙拉可以提供外食攝取不足的膳食纖維，讓飲食更均衡。優格則可提供優質蛋白質，並透過好菌的補充幫助消化。如果覺得還吃不飽的人，可以再搭配一顆茶葉蛋。

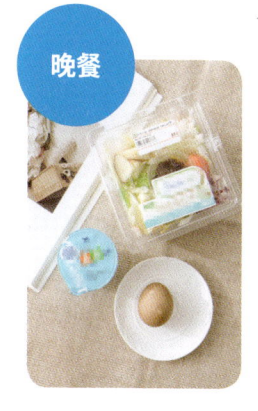

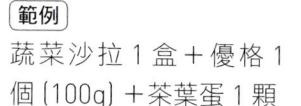

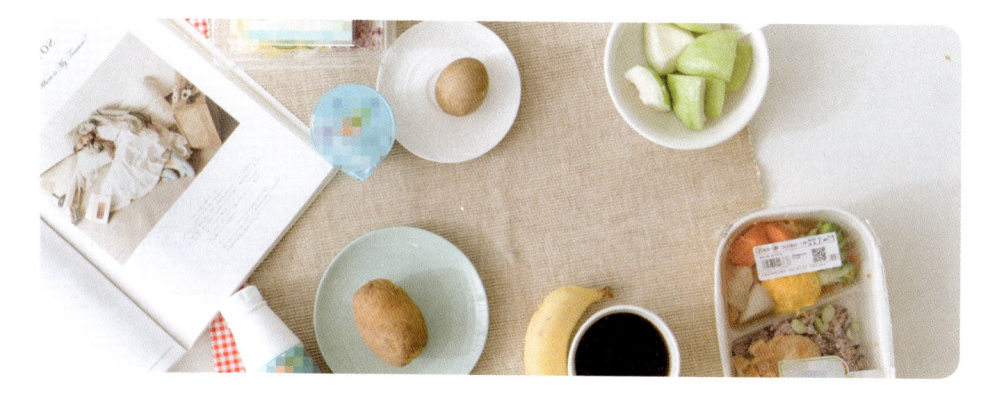

外食族必學的健康擇食法

速食店外食攻略

　　說到速食店所販售的漢堡、薯條和炸雞等，總不免和「垃圾食物」、「不健康」劃上等號，但隨著近年來健康意識抬頭，速食業者也推出不少健康取向的食物品項，速食並非全是高熱量、高油脂或高鈉含量的食物，只要能善用均衡飲食概念，就能避開地雷、聰明選擇！在速食店也能為自己挑選出健康化的選擇。

🟩 速食店選食原則

❶ 主餐怎麼選？

- 漢堡在速食的品項中，其實還算是營養的食材！肉類的挑選順序建議以原型食物的白肉(魚類、雞肉)為佳，優先選擇非炸物的內餡，所以並不建議裹粉的鱈魚排、卡拉雞腿等，烹調方式應該以「烤」、「煎」為佳，例如嫩煎雞腿堡就是不錯的選擇。
- 點選單層漢堡份量較為適中，以常見的華堡為例，每多一層熱量就增

- 加 265 大卡，點餐時不以優惠價格為優先考量，可避免因為份量過多而進食過量。
- 若真的一時嘴饞很想吃炸雞，建議先去掉油炸麵衣和雞皮再吃，或選擇較低脂的雞胸部位，油脂量會略低於雞翅與雞腿部位。
- 某些速食店可挑選主食的麵包，例如 SUBWAY，建議可選擇全麥或燕麥麵包，因為相對於白麵包有較低的升糖指數 (GI)，較不容易造成血糖在短時間內急速上升，也能吃進更多纖維。
- 部分速食品牌允許客製化蔬菜和選擇醬料，可以嘗試增加蔬菜份量，並優先選擇清爽的和風或油醋醬料，醬量的熱量差距可達 100 倍。
- 目前有許多家速食品牌的主餐，都有推出溫沙拉、烤雞腿沙拉這類套餐，有菜、有肉且低脂，不失為一個健康的好選擇。

❷ 副餐怎麼選？

- 速食店最常見的副餐搭配，就是薯條、炸雞或炸洋蔥圈，雖然美味，但這樣的搭配容易攝取過量的脂肪和熱量。
- 副餐是能提升蔬果攝取量的好機會，不妨選生菜沙拉或袋裝水果，除了可增加膳食纖維攝取量，也能攝取到植化素、維生素和礦物質等豐富營養素。

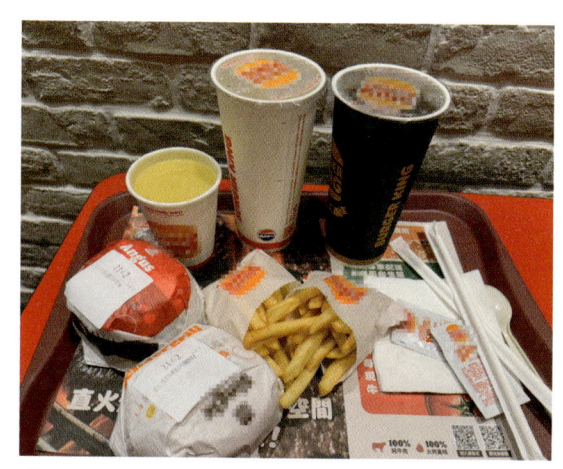

漢堡雙層的份量過多，再加上副餐的薯條，容易攝取過量的脂肪和熱量。

❸ 醬料怎麼選？

- 吃沙拉雖然健康，但選對沙拉醬更關鍵！沙拉醬首選清爽的和風醬、黃芥末或紅酒醋，因為相較之下，千島醬、凱薩醬裡含有高熱量、高脂的美乃滋，一份醬料的熱量可能就超過 100 大卡。
- 有些品牌可以加購酪梨泥，但要注意的是，酪梨其實是屬於油脂類食物，一球的熱量就有 75 大卡，雖然是優質的油脂來源，但要注意攝取的份量。

❹ 飲料怎麼選？

- 飲料選擇上，建議優先點選無糖綠茶、美式咖啡或鮮奶，尤其若是將飲料改為鮮奶，可獲得更高的營養價值。
- 玉米濃湯和含糖飲料則不太推薦，因為很容易攝取過多熱量，且玉米濃湯的鈉含量過高，有些品牌大杯的鈉含量就超過 1,000mg，而含糖飲料的精製糖類吃太多，則容易引發慢性疾病。

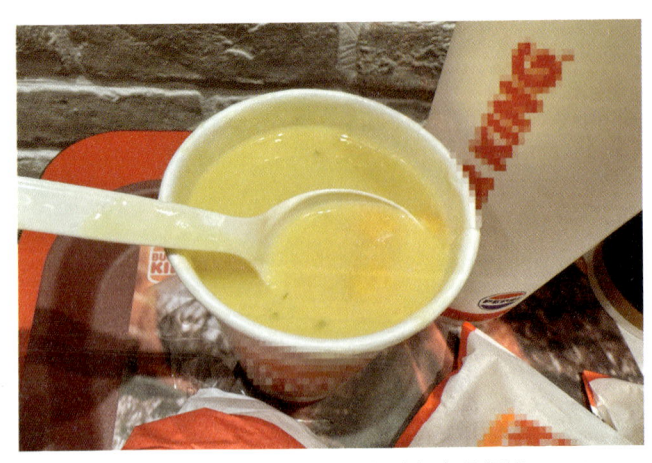

玉米濃湯的鈉含量高，有些品牌大杯的鈉含量超過 1,000mg。

速食店健康搭配示範：

麥當勞	推薦示範 👍	NG 示範 ❌
主餐	嫩煎雞腿堡（386 Kcal）	大麥克（602 Kcal）
副餐	四季沙拉（37 Kcal）	薯條中份（376 Kcal）
飲料	無糖綠茶（0 Kcal）	中杯可樂（210 Kcal）
總熱量	423 Kcal	1,188 Kcal
搭配特色	▪ 嫩煎雞腿是原塊雞腿排（白肉），且用煎的而非油炸的烹調方式。 ▪ 四季沙拉能補充膳食纖維及植化素，搭配和風沙拉醬熱量較低。 ▪ 無糖綠茶不僅沒有熱量，還能攝取到茶的健康成分兒茶素。	▪ 雙層份量的大麥克，是使用飽和脂肪較高的牛肉製成。 ▪ 一份中份的薯條，熱量就高達 300 多大卡，且薯條還會再撒鹽，再沾醬食用，鈉含量也很驚人！ ▪ 可樂的精製糖量，容易引發老化及慢性疾病。 ▪ 此搭配組合蔬果量太低，膳食纖維嚴重不足。

- 熱量標示上網查

許多速食品牌都有在官方網站公開揭露詳細的營養資訊，包括熱量、蛋白質、脂肪（包含飽和、反式脂肪）、碳水化合物（包含糖）和鈉含量等資訊。特別的是，麥當勞官網還提供營養計算機的功能，點餐前可先查詢餐點熱量，並加總餐點各項營養成分數據。

營養計算機

Nutritional Information

營養資訊	每份	每日參考值百分比 (%Daily Value, %DV)
熱量 (Kcal)	423	21% DV
蛋白質 (g)	26.2	44% DV
脂肪 (g)	13.2	22% DV
飽和脂肪 (g)	3.8	21% DV
反式脂肪 (g)	0	
碳水化合物 (g)	50.7	17% DV
糖 (g)	17.7	
鈉 (mg)	770.2	39% DV

查詢網址：

麥當勞
https://www.mcdonalds.com/tw/zh-tw/sustainability/good-food/nutrition-calculator.html

摩斯漢堡
https://www.mos.com.tw/menu/page.aspx?id=P0002

漢堡王
https://www.burgerking.com.tw/nutrition

SUBWAY
https://subway.com.tw/GoWeb2/include/meals-nutrition.html

肯德基 & 頂呱呱
營養成分個別揭露於每項產品的介紹說明頁

早餐店外食攻略

　　一日之計在於晨，豐盛的早餐是開啟一天活力的關鍵！不過，常見的早餐店選項，尤其是中式早餐，很多都是高碳水、高油、低蛋白的組合，可能讓人吃完早餐後感到昏昏欲睡，加上很多人為了減重少吃或忽略早餐，進而影響健康和代謝。到底早餐要怎麼選擇，才能吃得均衡又不影響體重呢？本篇將深入解析早餐店的食物特色，分享如何避開地雷早餐選項，做出更健康的早餐選擇。

早餐選食原則：避免高醣類、高油又高鈉的地雷早餐

❶ 避免高醣量且高油的早餐選擇

　　市售早餐選項許多屬於精製澱粉，一不小心就容易選到高醣又高油的食物，例如燒餅、油條、飯糰、小籠湯包、蘿蔔糕、蔥抓餅、煎餃、水煎包、鐵板麵等，澱粉醣量高，且製作及烹調過程含油量及吸油率很高，熱量相當驚人，不太適合活動量低的上班族選擇。

❷ 多補充優質蛋白質,可幫助提振精神

早餐一不小心就容易攝取高醣類又高油的食物,而且非常容易忽略蛋白質的攝取,均衡早餐應該攝取適量優質蛋白質,可參考下表早餐品項來加強蛋白質補充,不僅可幫助提振精神,也可幫助增加飽足感!

蛋白質來源	建議的早餐品項
豆類	無糖豆漿、無糖黑豆漿
魚類	鮪魚
蛋類	荷包蛋、蔥蛋、蛋餅
肉類	里肌肉排、燻雞、烤雞
乳品類	鮮乳、保久乳、優酪乳、優格、起司、拿鐵(無糖)

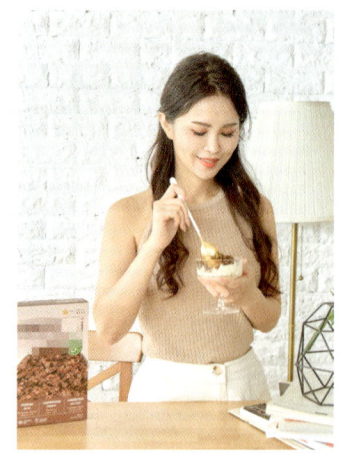

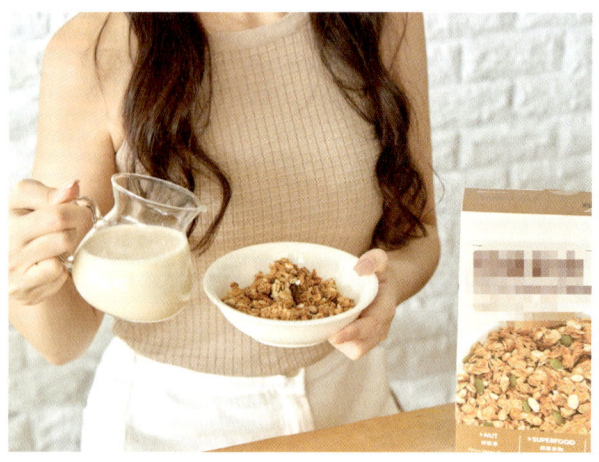

❸ 客製化低油、低鈉及高纖的早餐餐點

可以主動要求店家製備餐點時，不要加太多油煎，調味醬料、美乃滋、奶油及各種脂肪抹醬也能減量，這樣不僅能減低反式脂肪及飽和脂肪的攝取風險，還能讓餐點更清爽！另外，挑選早餐品項時，儘量避開炸物、加工食品和精製澱粉，食材試試用全穀雜糧類來替換，並嘗試搭配一些新鮮蔬果！

（1）**三明治、漢堡**：口味避開炸物和加工肉品內餡，例如熱狗、培根和火腿等，可選擇里肌肉、燻雞和烤雞等低脂白肉，挑選較多生菜的配料，並避開美乃滋或奶油等脂肪抹醬。

（2）**饅頭**：全穀雜糧饅頭為最佳選擇，加顆蛋即是推薦的早餐選擇。

（3）**包子**：挑選鹹的口味會優於甜的口味，因為甜口味內餡常會拌入豬油或添加高含量的精製糖。

（4）**蛋餅**：餅皮可將千層酥皮改為河粉皮或全麥餅皮，選擇原味、蔬菜、起司、燻雞、鮪魚、豬里肌等口味皆可。

（5）**飯糰**：白米可更換成紫米飯或五穀米，含較多膳食纖維及維生素 B 群，參與身體能量及營養代謝，並可延緩飯後血糖上升速度，記得不要加油條喔！

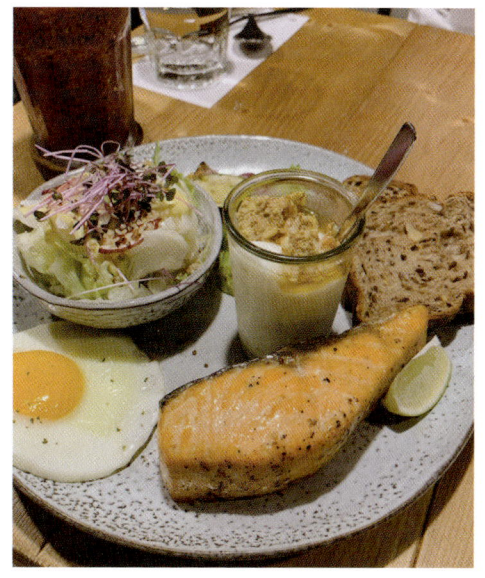

挑選早餐品項時請記得要避免炸物、加工食品和過多的精製澱粉哦！

🟩 早餐飲品怎麼選？中、西式飲品營養素大 PK

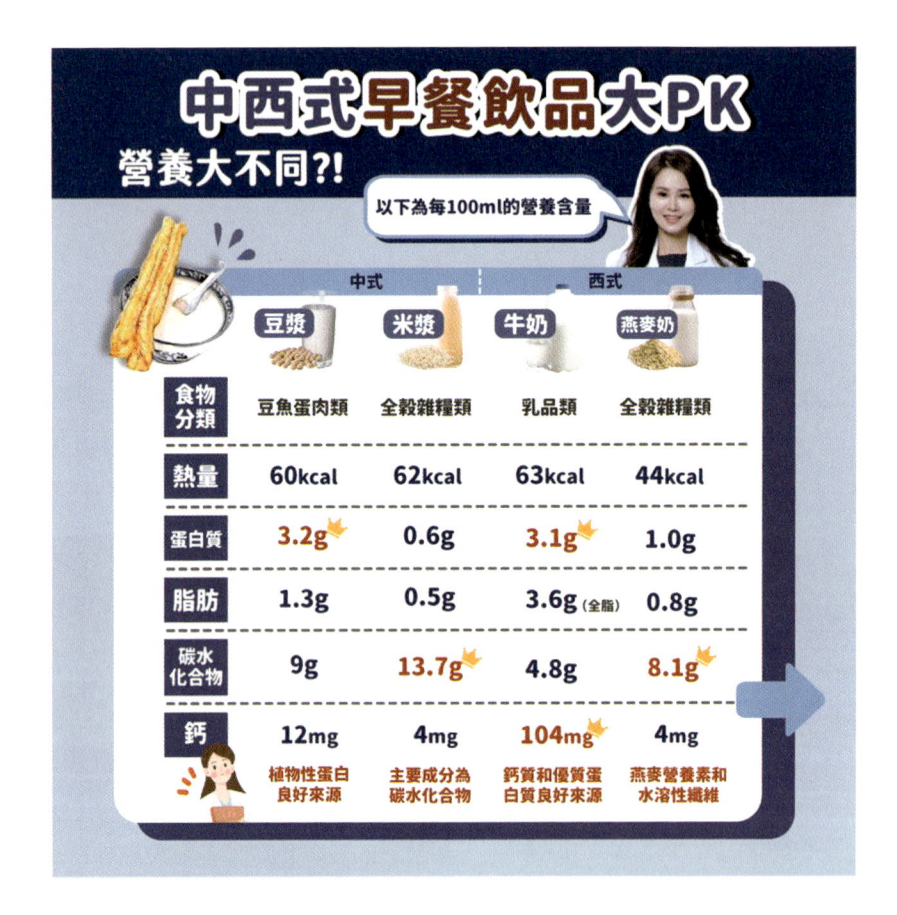

中西式早餐飲品大PK
營養大不同?!

以下為每100ml的營養含量

	中式		西式	
	豆漿	米漿	牛奶	燕麥奶
食物分類	豆魚蛋肉類	全穀雜糧類	乳品類	全穀雜糧類
熱量	60kcal	62kcal	63kcal	44kcal
蛋白質	3.2g 👑	0.6g	3.1g 👑	1.0g
脂肪	1.3g	0.5g	3.6g (全脂)	0.8g
碳水化合物	9g	13.7g 👑	4.8g	8.1g 👑
鈣	12mg	4mg	104mg	4mg
	植物性蛋白良好來源	主要成分為碳水化合物	鈣質和優質蛋白質良好來源	燕麥營養素和水溶性纖維

❶ 食物分類和營養素比較

（1）豆漿：豆魚蛋肉類

豆漿主要成分為蛋白質；是高生物價植物性蛋白質的良好來源，含天然的大豆異黃酮和卵磷脂成分。

（2）米漿：全穀雜糧類

米漿主要成分為碳水化合物；能提供飽足感，適合快速補充能量，適合活動量較大的族群飲用，市售米漿通常偏甜，記得選擇無糖版本更健康！

（3）牛奶：乳品類

牛奶主要成分為蛋白質和鈣質；乳品提供高生物價蛋白質，也是鈣質的重要來源，每天飲用一杯牛奶(240ml)，即可供給 250mg 的鈣質。

（4）燕麥奶：全穀雜糧類

很多人以為燕麥奶能取代牛奶！但它的主要成分其實是碳水化合物，能補充到燕麥特有的 β-葡聚醣和水溶性膳食纖維，部分廠商也會額外添加營養素提升整體營養價值。

❷ 適用族群區分

（1）補充蛋白質需求者：豆漿、牛奶

（2）補充鈣質需求者：牛奶

（3）適合純素食者、乳糖不耐症：豆漿、米漿、燕麥奶

（4）喜愛燕麥特有營養素 & 風味：燕麥奶

（5）提供飽足感、活動量較大族群：米漿

❸ 提醒事項

（1）燕麥奶和米漿的蛋白質含量較低，主要成分為碳水化合物，並無法取代牛奶和豆漿，當餐記得搭配蛋白質食物。

（2）豆漿雖然與鮮奶同為優質蛋白質的良好來源，但豆漿的鈣含量並不高，記得從其他食材加強鈣質攝取。

（3）糖尿病友及需要控糖的族群，早餐建議點選無糖飲品，並要留意主食類攝取的「份量」及「精製程度」，注意澱粉的份量是否有過量，避免選擇升糖指數(GI)高的食物，並記得以部分蛋白質取代精製澱粉的攝取。

外食族必學的健康擇食法

中、西式早餐健康搭配示範

	NG 搭配 ✗	調整建議
中式	中式早餐常見的燒餅夾油條,屬於高醣類又高油的精製澱粉,如果再點上一杯屬於澱粉類的米漿,不僅熱量相當驚人,且飯後血糖容易上升,讓人產生昏昏欲睡的感覺。	▪ 如果將油條更換成蔥蛋、米漿調整為豆漿,即能補充到優質蛋白質,也可減少油脂量,又可提升飽足感。 ▪ 點選蔬菜燒餅加蛋,不失為另一種健康選擇。
西式	西式早餐常見的鐵板麵,是將油麵加入調味料醬包拌炒,熱量和鈉含量非常高,是澱粉加油脂的經典範例,如果再點上一杯含糖飲料,也是超地雷的早餐組合!	鐵板麵加顆荷包蛋,即能補充到優質蛋白質,並主動要求店家醬料和油量減半;另外含糖飲料改為無糖豆漿、純茶或黑咖啡,即可減少油脂量和糖量。

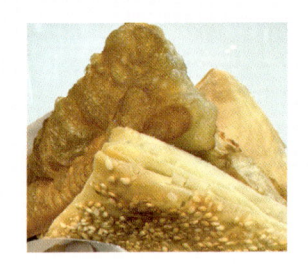

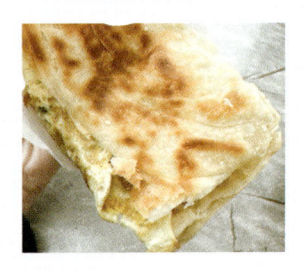

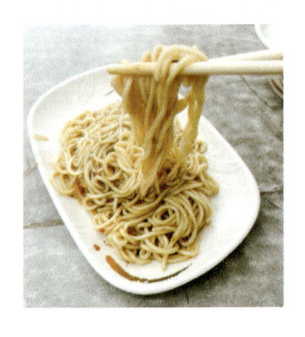

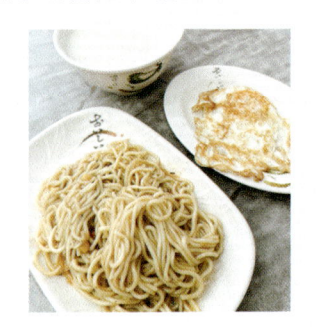

Chapter 4 | 超級實用的外食攻略

/ TITLE /

滷味
外食攻略

深夜時分，街頭巷尾總是飄散著加熱滷味的誘人香氣，很多人都很好奇，減重期間是否可以放心品嚐滷味？事實上，加熱滷味能自由選擇食材，而且食物種類相當多元，只要選擇得當，也能吃得營養均衡。但需要注意的是，滷汁因為長時間滷過相當大量的食材，再加上調味醬料，所以鈉含量相當驚人，長期攝取容易引發高血壓、心血管疾病等健康風險。想要在享受香氣四溢的滷味時，也能兼顧健康與均衡，只要在點餐時掌握下列關鍵原則，就能讓你吃得過癮又不發胖！

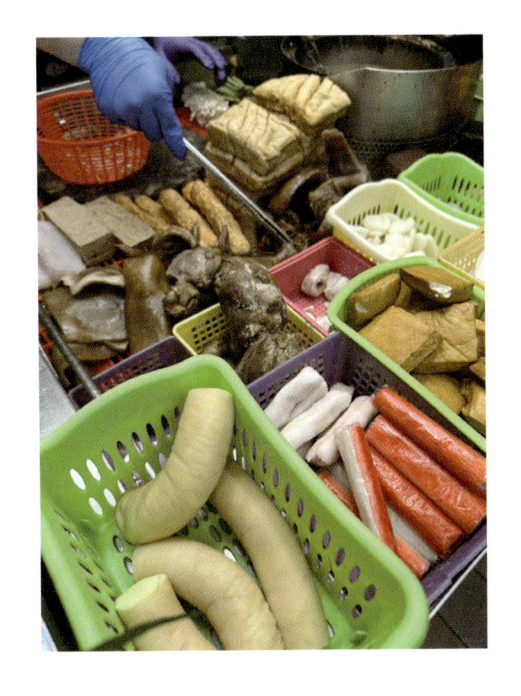

滷味選食原則：減少滷汁和醬汁，均衡搭配天然食材

滷味主要的問題在於滷汁、醬料及加工食品的鈉含量，許多人在享用滷味後，常常隔天出現水腫的困擾，這是因為鈉鹽攝取過高，影響細胞的滲透壓平衡，進而引起水分在體內滯留的現象。

❶ 減少滷汁、醬汁及會吸附湯汁的食材

加熱滷味的湯汁通常又油又鹹，建議儘量避免喝掉，此外，加熱滷味提供了多種麵食可供選擇，但麵類一旦丟入滷鍋中，就會立刻吸飽滷汁，無形中增加了許多鈉的攝取量！因此，應當避免選擇容易吸附湯汁的食材，以免增加不必要的鈉攝取。

一球冬粉的熱量約 70-110 大卡 (20-30g)，乍看之下是麵條當中熱量最低的，但不要忽略冬粉吸附湯汁的極強能力，這也意味冬粉的熱量高低，取決於所選擇的湯底！

❷ 加天然香辛料即可，避免額外添加其他醬料

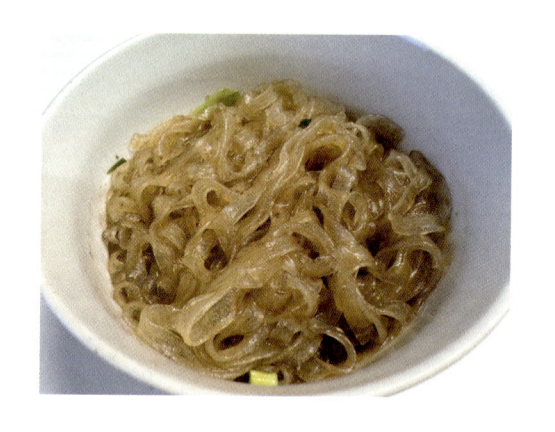

加熱滷味燙好要打包時，店家通常會再舀幾勺湯汁，並額外添加其他醬料。如果你想要控制熱量和健康考量，可以直接請店家不加湯，要求減半或避開重口味的醬料、香油和酸菜，請店家撒上青蔥、蒜泥、辣椒等天然的香辛料即可，才是對健康最好的選擇。

❸ 小心澱粉類食材過量，記得替換飯 / 麵份量

在挑選滷味的主食時，要留意玉米、芋頭、南瓜、蓮藕等食材，其實也屬於澱粉類食材！這類根莖類食材其實富含膳食纖維、維生素與礦物質，且具有飽足感。夾取時，要記得替換當日所攝取的飯 / 麵類份量，以達到均衡攝取的目的！另外，滷味攤常見的蘿蔔糕、芋粿巧、芋簽粿、米血糕及年糕，也都屬於澱粉類食材，攝取時要考慮當日飯 / 麵類的進食份量，避免攝取過多澱粉！

❹ 蔬菜類儘管夾取，不需要特別限制攝取量

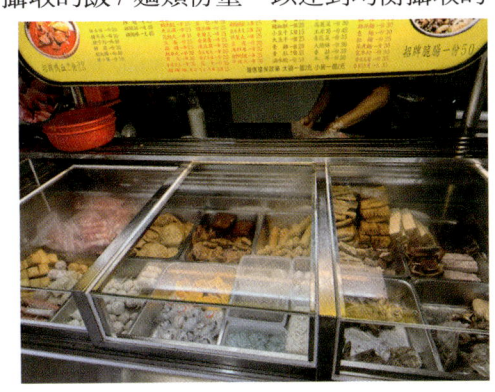

滷味攤常見的蔬菜有高麗菜、地瓜葉、青江菜、空心菜、大陸妹、花椰菜、白蘿蔔、黑木耳、金針菇、海帶、洋蔥等，蔬菜不需要特別限制攝取量，因為蔬菜通常具有低熱量、高纖和高鉀特性，可以儘管夾取。

❺ 避免選擇加工食品，優先選擇低脂蛋白質

滷味攤的食材容易暗藏熱量陷阱，像是貢丸、魚丸、蛋餃、燕餃、鑫鑫腸等過度加工食品，這些食品通常隱藏你看不見的額外熱量；另外有些看似健康的蛋

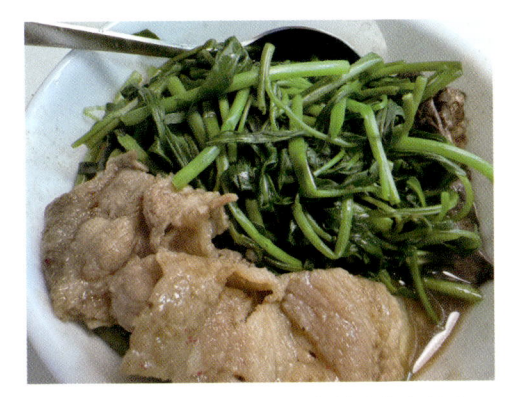

多選擇蔬菜類食材，有助於營養均衡和健康。

白質食材實際上油脂含量很高，例如炸過的豆皮、炸排骨酥、豬皮、豬大腸、百頁豆腐、油豆腐、五花肉、雞屁股等食材，為避免攝取過多不利健康的飽和脂肪，不論是在減重還是日常飲食，都應該儘量避免攝取這些食物。想吃得更健康，以低脂豆製品及瘦肉為優先，才能讓滷味吃起來更無負擔。

❻ 喝水代謝鈉離子，避免搭配含糖飲料

涮嘴的滷味湯汁通常又油又鹹，吃完容易口乾舌燥！因此，當口渴的時候，最好避免再搭配含糖飲料，這樣會額外增加熱量攝取。相反的，應該多喝白開水，幫助將鈉離子代謝排出體外。

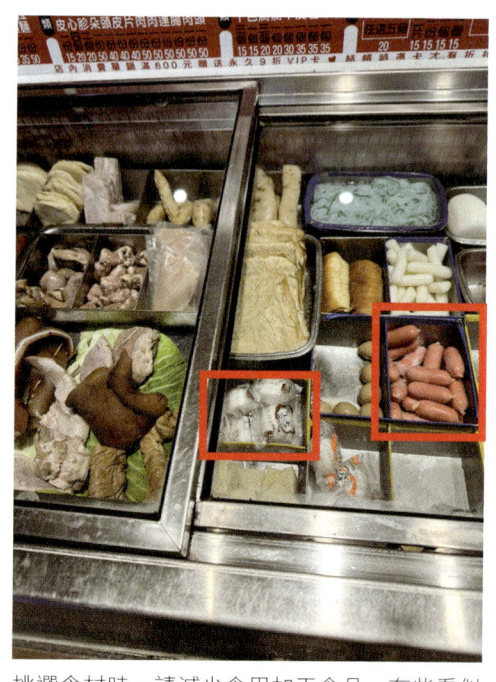

挑選食材時，請減少食用加工食品，有些看似健康的食材，實際上油脂含量很高。

滷味健康搭配示範

❶ 主食怎麼選？

- 在前面章節已經知道，主食建議優先選擇原型食物，但滷味攤有哪些食物是原型食物呢？例如玉米、芋頭、南瓜、蓮藕等，這些食材不僅提供膳食纖維、維生素、礦物質及植化素等營養成分，還能夠增加飽足感，使你在飲食中更加均衡。
- 很多人都會夾取冬粉、意麵、王子麵、科學麵等麵條，這些麵條吸附湯汁的能力較強，可能會增加攝取的鈉和熱量，影響健康。

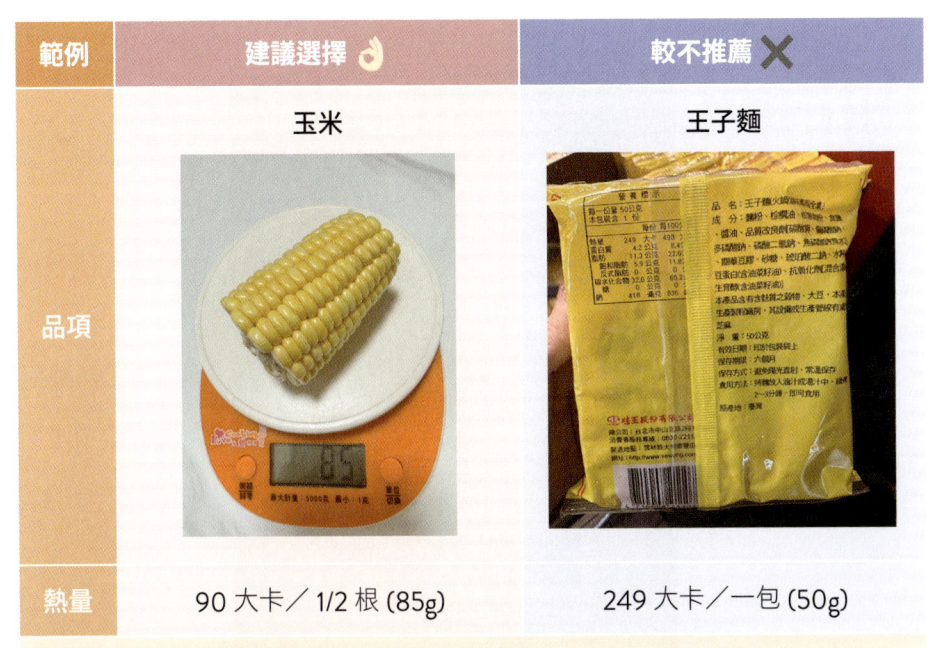

範例	建議選擇 👌	較不推薦 ❌
品項	玉米	王子麵
熱量	90 大卡／1/2 根 (85g)	249 大卡／一包 (50g)

選擇玉米這類原型食物作為主食，1/2 根的熱量僅約 90 大卡，並有膳食纖維、維生素、礦物質及植化素等營養。相對而言，王子麵一包的熱量就高達 249 大卡，這還不包含麵條所吸附湯汁的熱量在內。因此，從營養價值和熱量攝取的角度來看，選擇原型食物作為主食更為明智。

❷ 蔬菜怎麼選？

- 建議選擇富含各種顏色的蔬菜，如葉菜類、豆芽菜、菇類、海帶、紅/白蘿蔔、黑木耳、玉米筍、紫洋蔥等食材，各種不同的植化素對人體有著不同的功效，有益於身體健康。
- 蔬菜類不須特別限制攝取量，蔬菜每 100 公克僅 25 大卡，實測滷味攤的蔬菜份量每份生重可達 100 公克，若夾取 2～3 種以上蔬菜，就可以達到每日蔬菜建議攝取量。蔬菜不僅熱量低、體積大又能加強飽足感，讓胃沒有多餘的空間可以裝其他高熱量食物，同時可以滿足每餐的蔬菜攝取量。

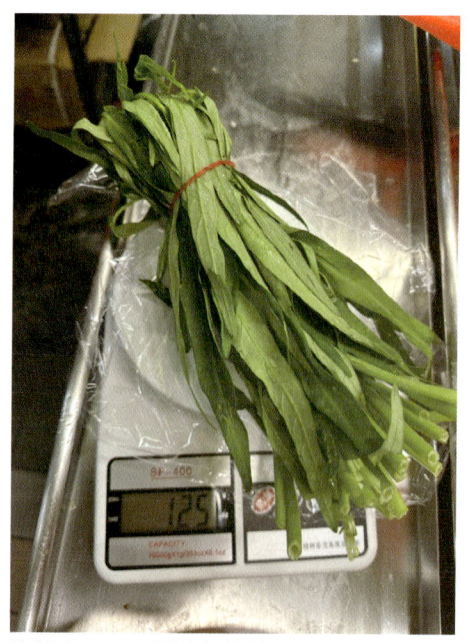

建議夾 2～3 種以上蔬菜，就可以達到每日蔬菜建議攝取量。

❸ 肉類怎麼選？

- 在滷味攤夾取肉類時，建議優先選擇瘦肉片、腱子肉、滷蛋、雞胗等食材，因其脂肪含量較低，是較為健康的選擇。
- 記得避開含皮及白色脂肪的高脂部位，如雞翅、雞屁股、滷大腸、豬皮、內臟類等，可減少飽和脂肪攝取。
- 減少選擇貢丸、火鍋料等加工製品，因為這些常常是隱藏脂肪的地雷食品。

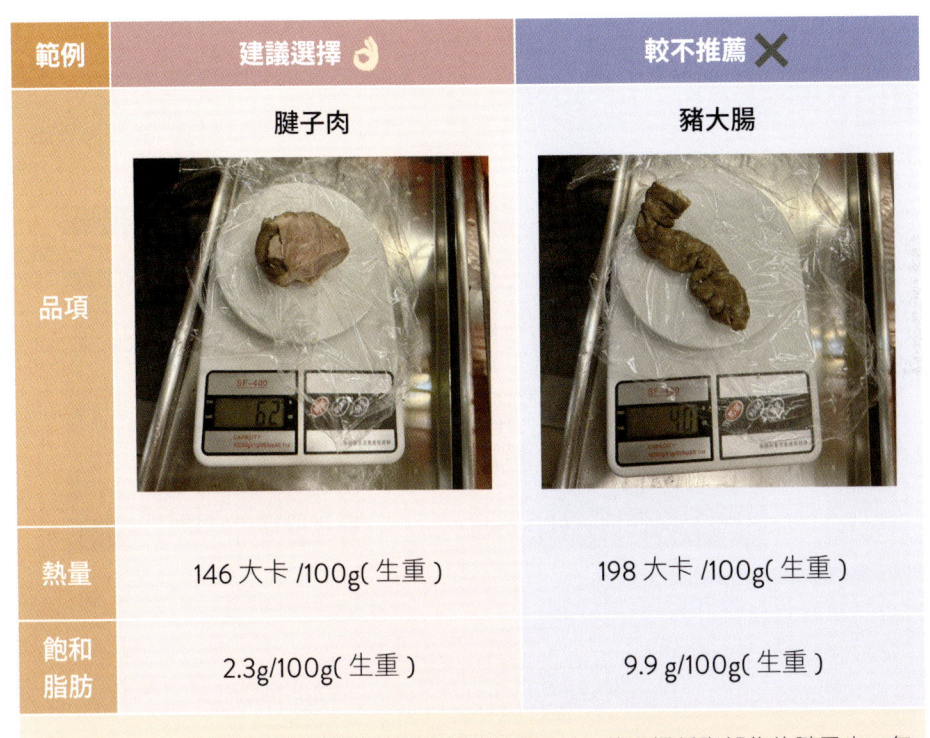

範例	建議選擇 👌	較不推薦 ❌
品項	腱子肉	豬大腸
熱量	146 大卡 /100g(生重)	198 大卡 /100g(生重)
飽和脂肪	2.3g/100g(生重)	9.9 g/100g(生重)

每個滷味攤肉類份量的差距甚大，同樣為豬肉類食材，若選擇低脂部位的腱子肉，每 100g(生重) 飽和脂肪為 2.3g；但如果選擇內臟類的豬大腸，飽和脂肪則高達 9.9 g！

❹ 黃豆製品怎麼選？

- 黃豆製品也是滷味攤的必夾美食，但如何挑選可是大有學問！建議優先選擇板豆腐、五香豆干、黑豆干、生豆包等優質植物蛋白，不僅營養價值高，而且脂肪含量相對較低，是較為健康的選擇。
- 較不推薦夾取透過油處理過的豆製品，例如三角油豆腐、百頁豆腐、炸過的豆皮等，尤其炸過的豆皮會吸附大量湯汁，導致熱量和鈉含量相當高！因此，在選擇黃豆製品時，要特別留意是否經過油炸或油處理過，以確保飲食的健康。

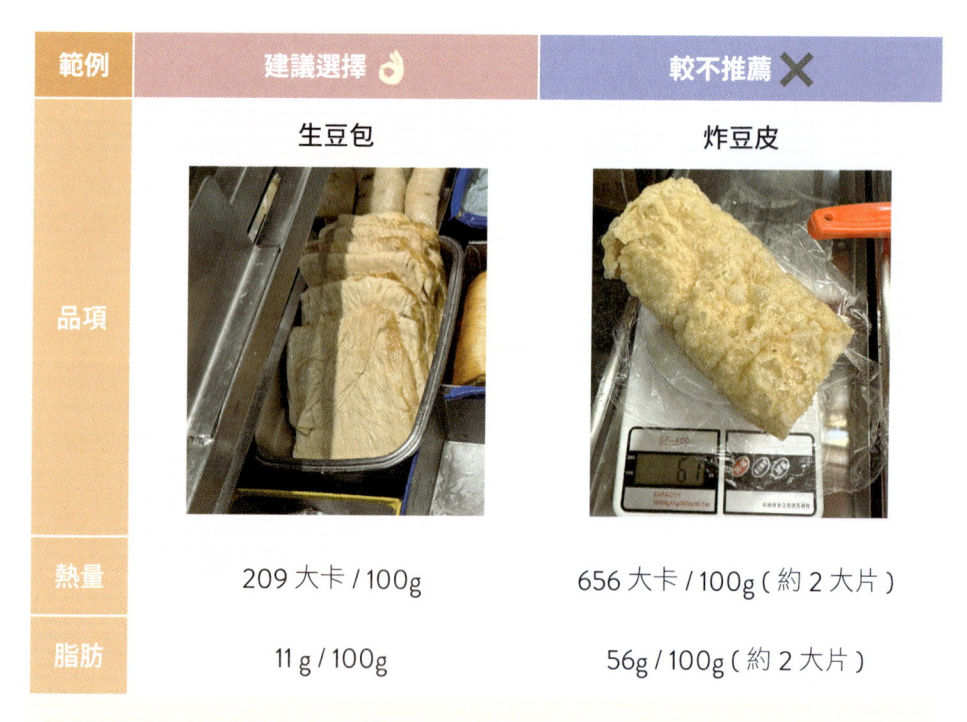

範例	建議選擇 👍	較不推薦 ❌
品項	生豆包	炸豆皮
熱量	209 大卡 / 100g	656 大卡 / 100g（約 2 大片）
脂肪	11 g / 100g	56g / 100g（約 2 大片）

選擇炸過的豆皮要格外小心，因其本身的熱量已經相當高，再加上極易吸附湯汁的特性，導致熱量和鈉含量更是驚人！相對而言，選擇生豆包 / 濕豆皮等未經過油炸處理的黃豆製品，其熱量和脂肪含量的差距至少 3 倍以上！

Chapter 4 ｜超級實用的外食攻略

/ TITLE /

鹹水雞
外食攻略

　　台灣的街邊及夜市常見到鹹水雞攤位，以清爽的口味、多樣化的豐富食材，成為了受歡迎的地方美食。相較於其他小吃，鹹水雞攤位食物種類選擇多元，不管是蔬菜、肉類到澱粉類食物，應有盡有，且以水煮後涼拌的少油方式製作。整體而言，可以說是相對健康的飲食選擇，尤其對於那些正在減重的人來說，更是一個外食推薦的餐點選擇。接下來就一起看看，鹹水雞攤位有哪些選食原則？只要牢記這幾項原則，鹹水雞也可以「低熱量」、「高纖維」又「均衡」。

▨ 鹹水雞選食原則：慎選雞肉部位並去除雞皮

❶ 雞肉慎選低脂部位，並去除雞皮

　　鹹水雞攤位前，有琳瑯滿目的雞胸肉、雞腿肉、雞翅、雞腳、雞脖子等各種部位，而雞皮含有較多的油脂及膽固醇，想要控制熱量和血脂的朋友，應該避免選擇雞翅、雞脖子、雞爪等皮多且難去除雞皮的部位。雞胸肉是絕佳的選

119

擇，也可選擇其他部位，如雞腿肉，但在食用時一定要記得去皮，既可以減少熱量攝取，又能享受到美味的方法。

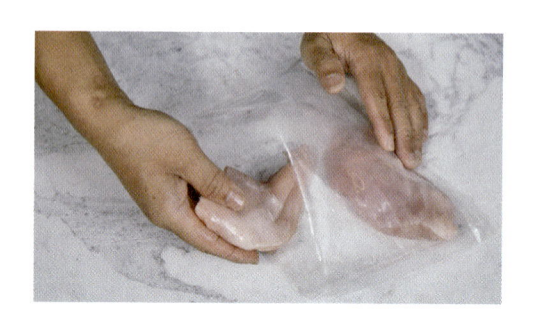

❷ 調味料鹹度減半，天然香辛料增添風味

鹽水雞在料理過程中，已添加不少鹽巴調味，購買時又會再外加調味醬汁和各式佐料，為了避免攝取過多的鈉，建議主動囑咐店家將鹹度減半，或避免額外添加醬料和湯汁。建議可佐以蔥花、蒜泥、辣椒、洋蔥末、香菜、胡椒、檸檬汁等天然食材香辛料，不僅能增添食物的風味，還能確保健康無負擔。

❸ 儘量選擇原型食物，避免加工食品

鹽水雞攤位可以選取到很多原型食物，像是雞肉和蔬菜就是很好的原型食物，通常攤位至少都有多達 10 種以上的蔬菜可供選擇。相較之下，丸類和加工食品在製作過程中，通常會加入大量的調味料和食品添加物，不僅熱量較高，也較不利於健康。

❹ 多喝水代謝鈉離子，減輕人體負擔

吃完鹹水雞記得多喝水，因為這類食物鹽分和鈉含量偏高，若飲水又少，為了使血液中的滲透壓恆定，導致生理機制減少水分排除而水腫。透過多喝水，有助於鈉離子的代謝及利尿，達到減少水腫且減輕人體負擔的體重優勢。

鹹水雞健康搭配示範

❶ 肉要怎麼選？

- 建議優先選擇低脂的雞胸肉，其次才是雞腿肉，這兩個部位的油脂與熱量均較低，為肉類中優質的選擇。
- 儘量避免選擇帶皮的部位，或是吃的時候記得去皮食用。
- 除了請店家幫忙去骨之外，最好能一併去除雞皮，有助於降低熱量的攝取。

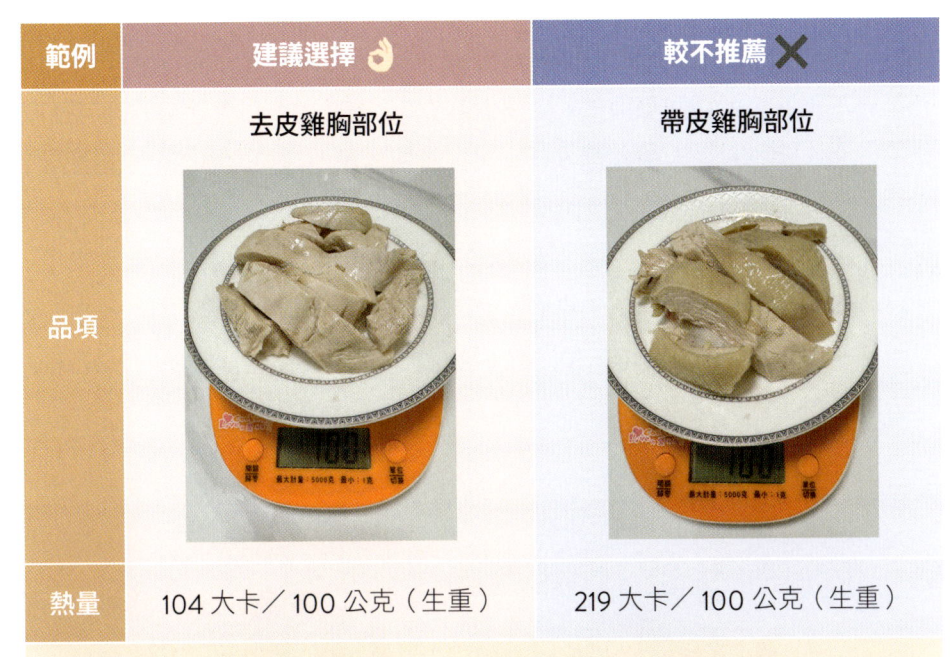

範例	建議選擇 👌	較不推薦 ❌
品項	去皮雞胸部位	帶皮雞胸部位
熱量	104 大卡／100 公克（生重）	219 大卡／100 公克（生重）

以衛福部食藥署食品營養成分資料庫的資料分析來看，帶皮雞胸肉（帶骨帶皮對切胸）每 100 公克，熱量為 219 大卡；去皮雞胸肉（帶骨去皮對切胸）每 100 公克，熱量為 104 大卡；兩者相差將近一倍，相當驚人！

❷ 配菜怎麼選？

- 最好避免選擇雞心、雞胗、雞肝等內臟類。如要選擇內臟類，雞胗含有較高的蛋白質，且熱量相對較低，可以優先選擇。
- 有減重需求的朋友，少挑選高脂加工製品，例如貢丸、火鍋料、百頁豆腐、甜不辣、鑫鑫腸、豬血糕、炸豆皮等經過繁複加工的食材，這樣才能減少多餘的熱量攝取，並降低膽固醇及油脂量，有助於體重及血脂管理！

❸ 蔬菜怎麼選？

- 鹹水雞攤位雖然蔬菜種類相當多元，但份量稍嫌不足，有些店家會推出 3 樣 50 的蔬菜組合，實測點選 3 樣蔬菜的實際份量，接近但未達一份蔬菜的建議攝取量 (生重 100 克)。若要達到每餐建議的蔬菜攝取量，建議蔬菜至少挑選 6 樣。可以善用店家的蔬菜優惠組合來搭配。
- 儘可能挑選各式不同顏色的蔬菜，攝取不同種類的植化素，像是綠色的花椰菜和菠菜 (吲哚、葉綠素)、紅色的甜椒與大番茄 (茄紅素)、黃橙色的紅蘿蔔與玉米筍 (β- 胡蘿蔔素、葉黃素)、黑紫色的木耳 (花青素)、白色的白蘿蔔和洋蔥 (硫化物、蒜素)，選擇各色的彩虹蔬菜就是不錯的選擇。

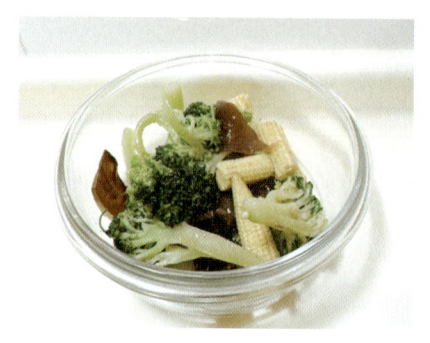

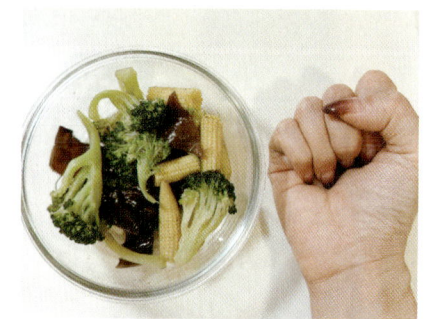

❹ 澱粉食物怎麼選？

- 鹽水雞攤位的刀豆、玉米、芋頭、地瓜、馬鈴薯、山藥等食材，都是屬於澱粉類的一員，不要將它們誤認為蔬菜。若有攝取以上澱粉類食物，在營養攝取上等同於有吃米飯，所以需注意澱粉食物攝取總量。
- 建議避免選擇王子麵、豬血糕這類加工澱粉，優先選擇上述的原型食物，如刀豆、玉米、芋頭、地瓜、馬鈴薯、山藥等。

品項	熱量(大卡/100g)	品項	熱量(大卡/100g)
肉類		主食類	
雞胸	帶皮219；去皮104	地瓜	黃肉121；紅肉114
雞腿	帶皮196；去皮165	馬鈴薯	70
雞翅	帶皮222	芋頭	107
雞心	204	南瓜	49
雞肝	111	蓮藕	65
雞胗	89	王子麵	249 (50g/包)
加工品		蔬菜類	
豬血糕	194	高麗菜	20
豆干	161	水蓮	17
百頁豆腐	196	龍鬚菜	22
炸豆皮	388	筍片	17
濕豆皮	209	玉米筍	31
貢丸	244	小黃瓜	13
鑫鑫腸	362	黑木耳	38
甜不辣	176	苦瓜	20
-	-	杏鮑菇	41
-	-	金針菇	37
-	-	洋蔥	42
-	-	紅蘿蔔	39
-	-	白蘿蔔	18
-	-	四季豆	30
-	-	花椰菜	38

夜市外食攻略

　　台灣夜市中外馳名，匯集各種平價又美味的小吃，每樣都讓人忍不住想嚐上一口！夜市小吃雖然令人垂涎三尺，但往往隱藏高油、高糖和高鹽的危機，長期攝取可能帶來肥胖、高血糖及高血壓等潛在健康風險。其實，夜市並非只有高熱量的選擇，只要掌握一些飲食小訣竅，在品味這些美味小吃的同時，就能避開潛在的飲食陷阱，也能守護自己的健康。

夜市選食原則：善用外食技巧，一起分食減熱量！

❶ 主動要求店家減少醬料和調味料用量

　　夜市美食雖然非常美味，但部分小吃因添加過多調味料及使用加工食品，潛藏許多健康風險。因為店家所添加的佐料和添加物，很難經由目測的方式看出來，所以應該主動要求店家減少醬料和調味料用量，例如減少章魚小丸子和熱狗上的沾醬，都能降低油脂和鈉攝取量！

Chapter 4 ｜超級實用的外食攻略

❷ 和他人共食，或與多人一起分食分享

夜市美食琳瑯滿目，每樣看起來都好美味誘人，一不小心就會購買太多樣，若是與家人朋友一起去，會建議和他人共食或與多人一起分食共享，這樣就能品嚐到更多種類的小吃，而且還能減少攝取的熱量喔！

❸ 勾芡類食物要注意，湯品以清湯類為主要選擇

在第三章節有提到勾芡類湯品和食物，例如肉羹、魷魚羹、蚵仔麵線、酸辣湯、玉米濃湯、燴飯等食物，因為加了芡粉的熱量，且通常會加入許多調味料調味，通常比清湯的熱量高出許多，建議點選湯品時以清湯類食物為佳！

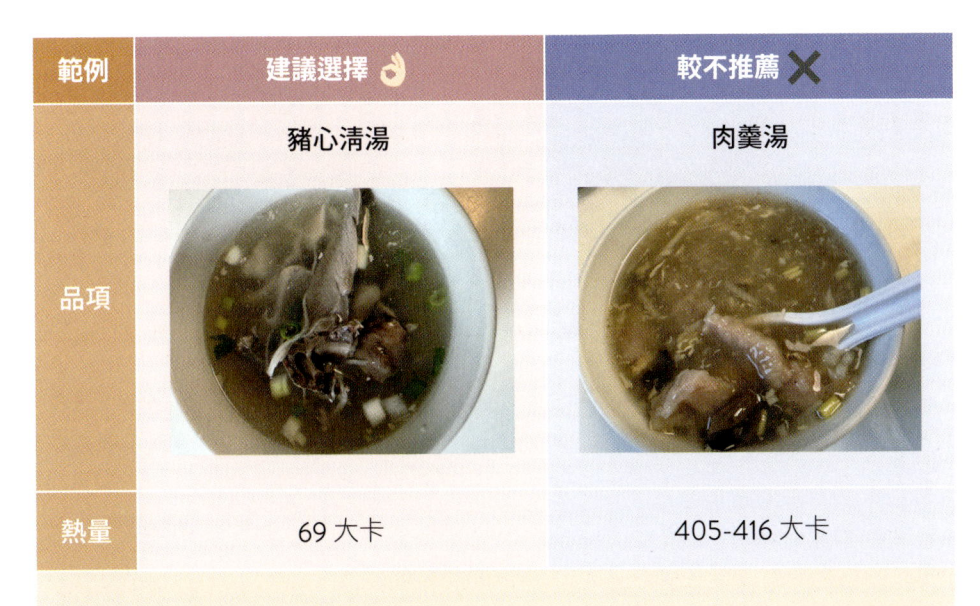

範例	建議選擇 👌	較不推薦 ✗
品項	豬心清湯	肉羹湯
熱量	69 大卡	405-416 大卡

勾芡類的肉羹湯，因為有芡粉的熱量，且通常會加許多調味料，例如油、醋、味精和糖等，所以比清湯類的湯品，例如原型食物的豬心清湯，熱量還要高出許多倍！

資料來源：台灣小吃營養大解析
＊各店家的製作方法、食材種類及份量差異，均可能影響熱量計算。

❹ 避免油炸類小吃，慎選食物的烹調方式

同樣的食材經過油炸處理後，往往會吸附大量油脂，使得熱量跟著飆高不少，像是經過油炸或浸泡於油中的肉圓，熱量會比清蒸的高出許多！所以在選擇食物時，要格外留意烹調和處理方式。若購買裹上粉漿的炸物小吃，最好還是去皮後再享用，這樣可以降低攝取過多油脂的風險。

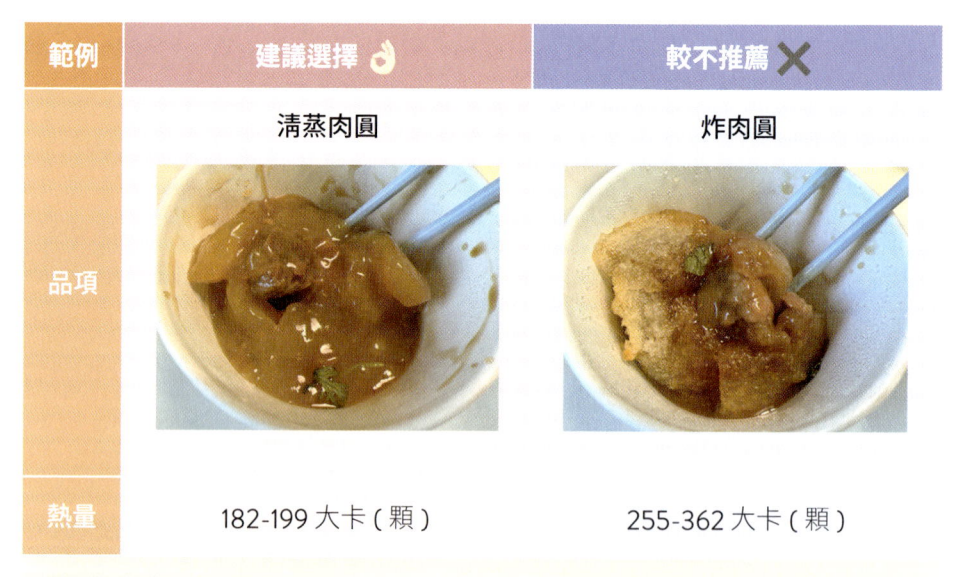

範例	建議選擇 👌	較不推薦 ✗
品項	清蒸肉圓	炸肉圓
熱量	182-199 大卡 (顆)	255-362 大卡 (顆)

雖然北、中、南各地肉圓的做法，隨著風俗民情而不同，從肉圓大小、內餡食材、油炸清蒸到搭配醬汁，各有特色和風味，但油炸或浸油後的肉圓，熱量會比清蒸肉圓還要高出許多！

資料來源：台灣小吃營養大解析
＊各店家的製作方法、食材種類及份量差異，均可能影響熱量計算。

❺ 記得補充蔬菜水果，新鮮水果優於果汁

品嚐各式夜市美食後，也別忘了補充蔬菜及水果，可以到鹹水雞、滷味攤位及麵攤，買些燙青菜或是涼拌菜補充蔬菜的營養（本章節有各別詳細解說）。至於水果，則可到水果攤選購小番茄、芭樂等新鮮水果或切盤水果，都是不錯的選擇，攝取新鮮水果會優於直接喝果汁喔！

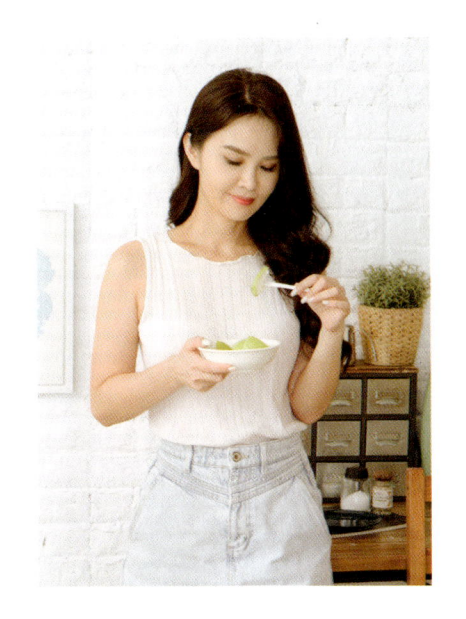

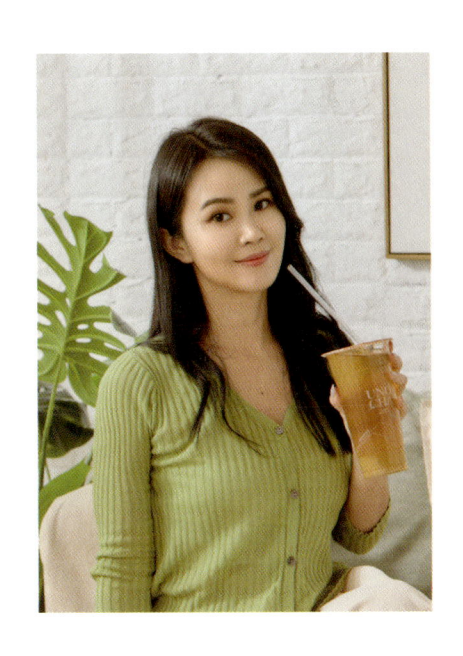

❻ 飲料搭配無糖茶飲

逛完一輪夜市小吃後，往往已經攝取了相當驚人的熱量！若感到口渴想要喝飲料，記得搭配無糖純茶飲，像是無糖紅茶、無糖綠茶、無糖仙草茶、無糖麥茶等，這些都是不錯的選擇。千萬別再點含糖且無法調整糖量的飲料，否則只會增加多餘的負擔！

夜市小吃熱量比一比

品項	熱量（大卡）	品項	熱量（大卡）
小吃類		湯品類	
大腸包小腸	582	羊肉湯	561
炸臭豆腐	565	肉羹	405-416
蔥油餅	541	客家湯圓	365
棺材板	531	土魠魚羹	349
蚵仔煎	516	鴨肉羹	266
蝦仁飯	514	蝦仁羹	225
肉粽	511	當歸鴨湯	188
刈包	504	魚丸湯	181
潤餅	495	牛肉湯	164
碳烤吐司	468	魷魚羹	124
營養三明治	468	-	-
米糕	457	-	-
麻辣臭豆腐	432	甜品類	
甜不辣	430	彎豆冰	780
大腸麵線	416	粉圓豆花	578
蚵仔麵線	415	蜜豆冰	552
胡椒餅	386	燒冷冰	545
小籠包	378	甜酒釀湯圓	471
阿給	371	紅豆芋圓	402
臭豆腐	353	芋頭冰	328
起司馬鈴薯	333	杏仁豆腐	319
鼎邊銼	312	花生仁豆花	295
沙威瑪	300	綠豆蒜	280
筒仔米糕	285	八寶冰	271
豬血糕	235	粉圓冰	237
紹興酒香腸	228	-	-
天婦羅	194	-	-

資料來源：台灣小吃營養大解析
＊各店家的製作方法、食材種類及份量差異，均可能影響熱量計算。

小吃攤／麵店外食攻略

隱藏在街頭巷尾的小吃攤和麵店，擁有多樣化的麵食選擇，包括濃郁湯頭的牛肉麵、香氣四溢的肉燥麵、還有彈牙十足的炸醬麵等。這些小吃攤和麵店貼近一般大眾的生活，並提供實惠的價格。但某些食物仍可能對健康構成挑戰，例如湯頭、醬汁和滷汁等，可能額外攝取鹽份、熱量和油脂。接下來，一起來看看在外食時，該如何在小吃攤和麵店吃出營養均衡，且能明智的控制攝取熱量和油脂的方法。

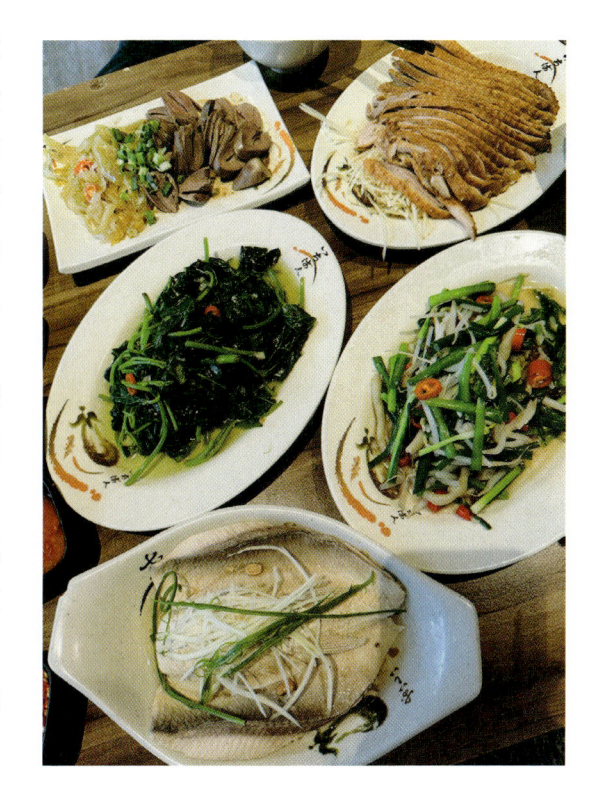

🟩 小吃攤選食小技巧：

❶ 小吃攤的麵跟飯類餐點，供應內容大多以澱粉類的主食為主，但小吃攤卻是可補充到蔬菜的好地方，所以點餐時記得搭配蔬菜類，可選擇燙青菜、涼拌蔬菜及青菜湯，才能達到一天蔬菜的建議攝取量，並可促進腸胃蠕動、增加飽足感。

❷ 小吃攤最大的特色，就是在飯、麵或各式料理上，淋上一大匙香噴噴的肉燥滷汁或油蔥酥，但這些肉燥滷汁和油蔥酥，大多是由豬油製成，除了是熱量和油脂的主要來源，也含有不利於健康的動物性飽和脂肪，建議不要淋醬或醬汁減量。

❸ 炒飯、炒麵和燴飯的熱量相當驚人，經過油炒或勾芡後造成熱量再加乘，一份炒飯、炒麵和燴飯的熱量就可高達 700～900 大卡。

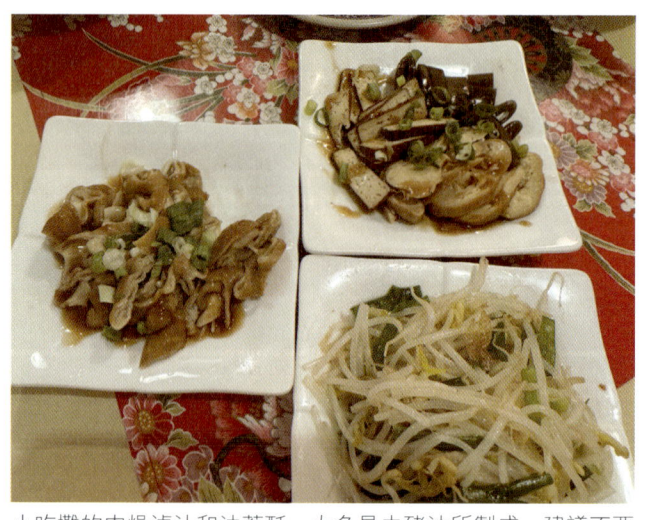

小吃攤的肉燥滷汁和油蔥酥，大多是由豬油所製成，建議不要淋醬或是醬汁減量。

小吃攤選食原則：

❶ 麵要怎麼選？

- 湯麵優於乾麵，湯汁不要喝完

小吃攤的麵類，通常都有乾麵及湯麵兩種選擇，乾麵是麵條煮熟後，再添加各種佐料或調味料，乾拌後容易沾附這些油脂和調味料在麵體上，所以乾麵的熱量大於湯麵。湯麵的油脂和調味料放得並沒有乾麵多，且也容易藉由湯汁將油脂及調味料帶到湯裡，若不把湯汁全部喝完，熱量會更低。

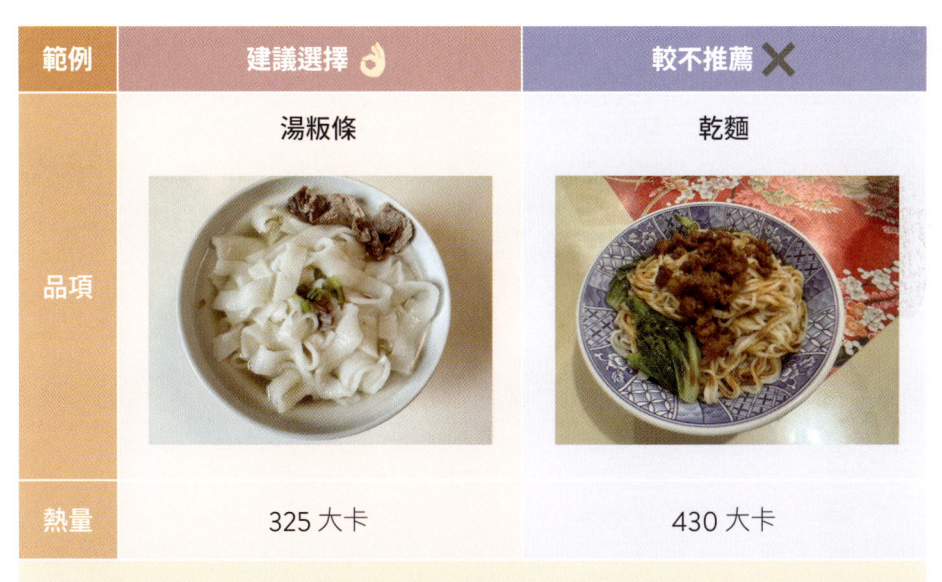

範例	建議選擇 👌	較不推薦 ❌
品項	湯粄條	乾麵
熱量	325 大卡	430 大卡

以湯粄條和乾麵為例，一碗乾麵的熱量約 430 大卡，湯粄條則為 325 大卡，乾麵的熱量會大於湯麵，是因為乾麵的油脂和調味料容易吸附在麵體上，且黃麵的熱量也會較白麵高。

資料來源：台灣小吃營養大解析
＊各店家的製作方法、食材種類及份量差異，均可能影響熱量計算。

外食族必學的健康擇食法

- 白麵優於油麵，寬麵優於細麵

小吃攤常見的麵條有陽春麵、粄條、刀削麵、油麵、意麵等，選擇白麵的陽春麵、粄條和刀削麵等，熱量會低於黃麵的油麵和意麵。寬麵條因為接觸面積較少，所以吸附的油脂和調味料會比細麵少。

❷ 湯要怎麼選？

儘量以清湯為主，例如青菜湯、蘿蔔湯、肝連湯、豬血湯等，請老闆不要加太多香油即可。儘量不要選勾芡類的羹湯，例如羊肉羹、魷魚羹、肉羹湯或酸辣湯，會比清湯的熱量高很多。

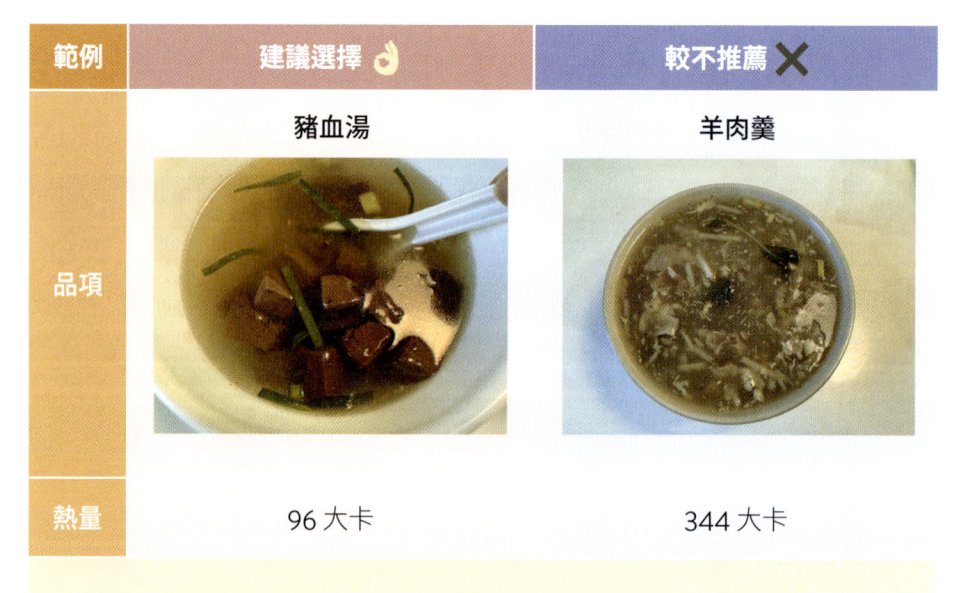

範例	建議選擇 👍	較不推薦 ❌
品項	豬血湯	羊肉羹
熱量	96 大卡	344 大卡

清湯類的豬血湯和羹湯類的羊肉羹，熱量差距可高達 3 倍以上，儘量以點選清湯為主。

資料來源：台灣小吃營養大解析
＊各店家的製作方法、食材種類及份量差異，均可能影響熱量計算。

❸ 小菜怎麼選？

- 小吃攤在選擇小菜時，可多選擇涼拌的蔬菜，例如涼拌小黃瓜、涼拌木耳、滷海帶、青花菜、滷蘿蔔等，這一類小菜不太需要考慮熱量。
- 需要注意的小菜有豬耳朵、滷大腸、炸豆腐、油豆腐和花干，油豆腐和花干經過油炸程序，且超會吸附湯汁，不適合減重期間大量食用。
- 燙青菜是能攝取到膳食纖維的好料理，但記得請老闆不要淋上肉燥滷汁和油蔥酥，淋上一點醬油加上蔥蒜提味即可，熱量立刻減少 50～100 大卡。

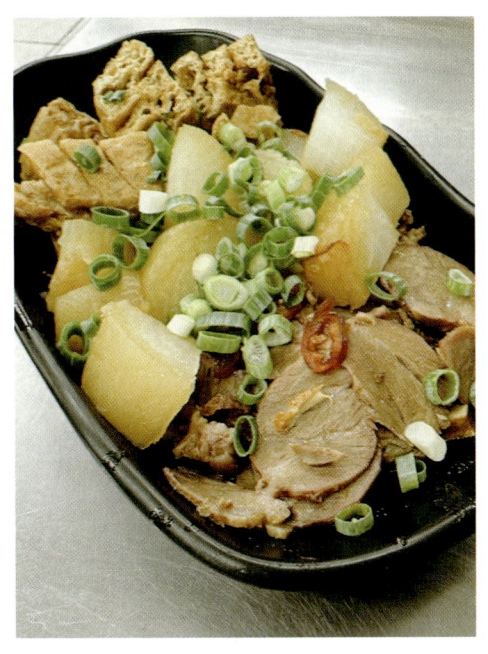

自助餐外食攻略

自助餐提供多元豐富的家庭風味菜色,不僅能滿足各種口味的需求,還是攝取蔬菜極佳的場所,對於正在進行減重的族群來說,更是相當適合的選擇!不過,有些料理和烹調方式,卻還是暗藏高熱量、高油脂的陷阱。那麼,自助餐到底該怎麼夾取才健康呢?又有哪些菜色是我們應該避免的地雷呢?本篇提供一些簡單的小訣竅,讓你在選擇食材和烹飪方式上做出明智的選擇,讓每一位外食族都可以在享受美食的同時,也能吃得健康無負擔。

自助餐選食小技巧:

❶ 注意烹調方式,避開油糖陷阱

- 在第三章我們已有烹調方式與油脂含量的基本概念,建議選擇蒸、煮、燙、烤、燉、滷、涼拌的料理,以減少油脂量,並避開炸物、糖醋、三杯、麻油及勾芡料理。汆燙或涼拌菜是自助餐菜色的首選,儘量不選油炸的肉類,如無可避免選擇炸物,則須去皮後再食用。

- 大部分自助餐料理，為了讓食物看起來美味油亮，有些看似健康的烹調方式，其實會有魔鬼藏在細節中，如：過油處理過的「炒茄子」、炸過再滷的「滷排骨」。

不宜選擇	儘量選用
（1）糖醋、蜜汁、三杯、麻油、勾芡、燴、羹的料理。 （2）高油的碎肉製品，如肉丸（獅子頭、八寶丸等）、肉餅、火腿、香腸等。 （3）濃湯、甜湯及看不出成分的食物。 （4）油炸食品、油酥類點心，如：炸雞、叉燒酥、蘿蔔絲酥餅。	（1）蒸、煮、燙、烤、燉、滷、涼拌的菜色。 （2）多選蔬菜，達餐盤 1/2 份量，提升膳食纖維攝取，可以增加飽足感。

❷ 儘量夾取上層菜餚，瀝乾湯汁、菜汁，或用熱湯洗去油脂

由於油水和醬汁容易往下沉積在菜餚底部，夾菜時儘量夾取上層菜餚，能減少不必要的油脂攝取。另外，在食用便當時將菜餚稍微瀝乾，也可減少吸附的湯汁及醬汁。想再減少攝取多餘油脂的話，還可以用自助餐提供的湯，洗去外層多餘醬汁及油水。

❸ 菜和飯分開裝，吃飯不淋滷汁和湯汁

有些店家會放置不同格式的餐盤供拿取，可選擇具有分隔的餐盒或餐盤。外帶時可請店家將米飯另外盛裝，將菜和飯分開盛裝，可避免下層米飯吸取上層菜餚油脂及醬

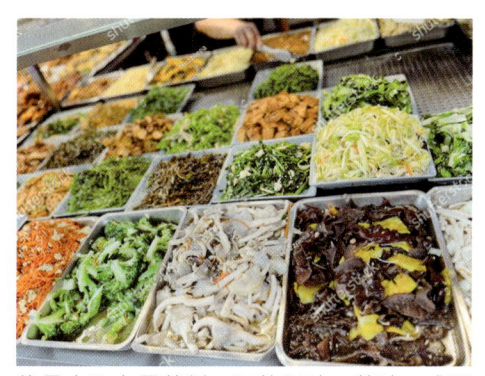

儘量夾取上層菜餚，瀝乾湯汁、菜汁，或用熱湯洗去油脂。

料。菜餚和白飯儘量不淋滷汁和湯汁，以減少油量。也要避免添加餐桌上的含油調味料，如香油、麻油、辣油、沙茶醬等，無形中可降低熱量攝取。

自助餐選食原則：食材與烹調方式選擇

❶ 主菜怎麼選？

在琳瑯滿目的自助餐主菜中，選擇脂肪含量較低的蛋白質是關鍵！比如雞肉、里肌肉片、魚類、海鮮等來源，都是減脂的首選食材。儘量避免選擇油炸的烹調方式，或記得去皮後再吃！也可以夾取半葷素的菜餚作為主菜。

另外要注意蛋白質類食材易有隱藏油脂，例如用油處理過的豆皮、三角豆腐、百頁豆腐，非常容易被忽略。可參考第三章的脂肪含量簡易判別法，記得避開含動物皮、白色可見脂肪、油花和動物內臟的部位。

❷ 配菜怎麼選？

自助餐是能輕鬆補足蔬菜的好地方，足量蔬菜可穩定餐後血糖波動，且多菜、多咀嚼，更能滿足口慾提升飽足感，若能搭配多色、多種類的蔬菜更佳，能攝取到不同的植化素。不過需要注意的是，配菜中許多食材會被誤以為是蔬菜，但其實屬於澱粉類食物！例如「南瓜」、「碗豆仁」和「玉米」，要把它們算在主食類，取代米飯的份量，而非取代蔬菜量喔！

❸ 主食怎麼選？

隨著健康意識抬頭，現在有些自助餐米飯可選擇減量，建議可自行調整飯量，越來越多店家提供未精製全穀雜糧類的飯／麵，例如糙米飯、紫米飯、五穀飯、地瓜飯，這些都是不錯的選擇！相較之下，炒飯、炒麵和燴飯等食物，

米粒及麵條表面包裹較多油鹽，熱量普遍較高，可以儘量避開！。

❹ 湯品怎麼選？

有些店家提供 2 ～ 3 種湯品供挑選，湯品一律選擇清湯類，例如冬瓜湯、蘿蔔湯、紫菜湯等，避開勾芡類濃湯，例如酸辣湯、玉米濃湯（含有過多糖、油脂、澱粉）。

餐點搭配示範：我的餐盤飲食原則

國健署推出「我的餐盤」，是以「每日飲食指南」為原則，將食物 6 大類的飲食建議份數圖像化，依照面積比例分隔。在外用餐的時候，不管是用自助餐盒、玻璃餐盒或圓鐵盒便當，只要按照口訣去夾取適當的食物比例，就可以攝取到充足又均衡營養的一餐。

> 「我的餐盤」6 句簡易口訣

⇒ 自助餐夾菜可遵循

- **菜比水果多一點**
青菜攝取量要比水果多，建議選擇當季蔬菜，而且深色蔬菜的比例需達 1/3 以上 (包括深綠和黃橙紅色蔬菜)。
- **飯跟蔬菜一樣多**
全穀雜糧類的份量約與蔬菜量相同，亦可根據個人情形適量減少，且儘量以「維持原態」的全穀雜糧為主，至少應有 1/3 為未精製全穀雜糧，例如糙米、全麥製品、燕麥、玉米、地瓜等。
- **豆魚蛋肉一掌心**

一掌心的豆魚蛋肉類約可提供 1.5~2 份的蛋白質食物，為避免攝取過量不利健康的飽和脂肪，選擇的優先順序應為豆類 (黃豆、黑豆及毛豆相關製品)＞魚類及海鮮＞蛋類＞去除肥皮的禽肉、畜肉。

⇒ 可在其他時間補充

- **每餐水果拳頭大**

1 份水果約 1 個拳頭大，切塊水果約大半碗～ 1 碗，1 天應至少攝取 2 份水果，並選擇在地、當季、多樣化。

- **堅果種子一茶匙 (1 湯匙 =3 茶匙)**

1 份堅果種子約 1 湯匙量 (約杏仁果 5 粒、花生 10 粒、腰果 5 粒)，可於一天內固定時間攝取 1 湯匙，或分配於 3 餐，每餐 1 茶匙量。

- **每天早晚一杯奶**

早晚各喝一杯 240 毫升的乳品，可以增進鈣質攝取，保持骨質健康。

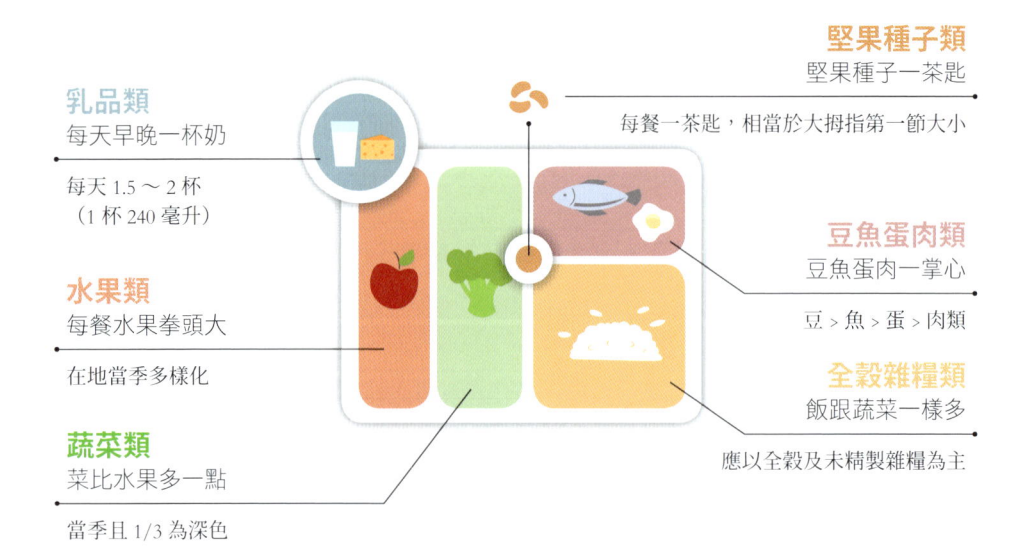

堅果種子類
堅果種子一茶匙
每餐一茶匙，相當於大拇指第一節大小

乳品類
每天早晚一杯奶
每天 1.5 ～ 2 杯
（1 杯 240 毫升）

水果類
每餐水果拳頭大
在地當季多樣化

蔬菜類
菜比水果多一點
當季且 1/3 為深色

豆魚蛋肉類
豆魚蛋肉一掌心
豆＞魚＞蛋＞肉類

全穀雜糧類
飯跟蔬菜一樣多
應以全穀及未精製雜糧為主

Chapter 4 ｜超級實用的外食攻略

火鍋店外食攻略

每到寒冷的冬季，熱騰騰的火鍋店總是高朋滿座，榮登最受歡迎的聚餐去處，因為吃火鍋溫暖又滋補，各種食材選擇應有盡有，還可以選擇不同風味的火鍋湯頭。一般人對於減重時吃火鍋總是會有些疑慮，通常第一個念頭會覺得「火鍋熱量超高」、「減肥不能吃火鍋」等，其實關鍵在於火鍋湯底、食材和沾醬。本篇整理了一些吃鍋小技巧，幫你更聰明的選擇湯底、挑選食材，以及調整下鍋煮食順序，只要掌握以下原則聰明吃，火鍋也能是攝取豐富蔬菜和優質蛋白質的好選擇。

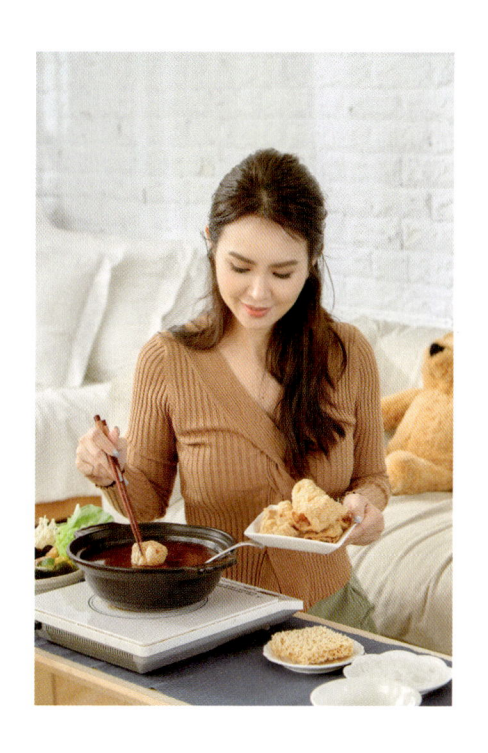

火鍋選食原則：揭密湯底 / 食材 / 醬料的聰明選法！

■ 湯底怎麼選？

- 火鍋湯底的選擇其實只要掌握一個原則，就可以降低驚人的熱量和鈉含量！那就是避開重口味火鍋湯底，優先選擇清湯為基底的鍋底，例如選擇昆布高湯、菌菇鍋、番茄蔬菜、藥膳養生等湯頭。
- 下頁圖表調查市售火鍋湯底的熱量及鈉含量，可以看到牛奶鍋、羊肉爐、薑母鴨、麻辣鍋、南洋口味的叻沙鍋、韓式部隊鍋等湯底，其實熱量和鈉含量都相當驚人！表中數據是以單人湯頭 600ml 為計算單位，所以如果是多人共鍋的形式，一大鍋湯底的熱量和鈉含量數據起碼 4～6 倍起跳！
- 成人每日鈉攝取量建議不要超過 2,400mg，大部分市售火鍋湯底的鈉含量，在尚未煮食的狀態下幾乎都已超標！如果再加上食材和醬料中的鈉含量，以麻辣鍋和韓式部隊鍋來說，一餐吃下來，鈉含量已經超過正常人一日攝取建議量的兩倍以上，所以吃火鍋時記得千萬不要大量飲用湯底。

排行	湯底	熱量	鈉含量
1	牛奶鍋	630 大卡	2838 毫克
2	羊肉爐	463 大卡	2112 毫克
3	薑母鴨	394 大卡	2118 毫克
4	麻辣鍋	391 大卡	4942 毫克
5	叻沙鍋	353 大卡	2988 毫克
6	韓式部隊鍋	342 大卡	4554 毫克
7	酸菜白肉鍋	243 大卡	3546 毫克
8	昆布高湯	146 大卡	1391 毫克
9	菌菇鍋	89 大卡	3380 毫克
10	胡椒豬肚	60 大卡	2907 毫克
11	蔬食鍋	58 大卡	2289 毫克

資料來源：國健署—食在好健康網站

■ 食材怎麼選？

肉類怎麼選？

- 在肉類的挑選上，可以參考第三章所教的紅肉和白肉的比較，首選應為具有低脂、低熱量的白肉類，白肉包含禽肉和海鮮水產類，例如魚片、鮮蝦、蛤蠣、花枝、雞肉、鴨肉片等，較適合想要減重和增肌減脂的族群。另外，火鍋店的雞肉大多為塊狀或雞腿切塊，建議可去皮後再下鍋煮食，可以減少熱量與飽和脂肪酸的攝取。
- 若想點選牛肉、羊肉、豬肉等紅肉類，應該避免具有霜降油花、大理石紋及可見白色脂肪的部位，例如霜降牛、豬五花肉片、梅花豬等部

位，建議點選里肌肉、肩胛肉等肉類部位。因紅肉的飽和脂肪酸含量較高，攝取過量容易增加血脂肪過高、心血管疾病的風險。

丸餃怎麼選？

- 常見的火鍋料都是加工食品，包括蛋餃、魚餃、蝦餃、燕餃、貢丸、魚板、甜不辣、蟹肉棒、豬血糕、炸豆皮、油豆腐和百頁豆腐等，在製程中往往添加許多看不到的油脂、調味料及食品添加物，尤其炸豆皮、油豆腐和百頁豆腐的隱藏熱量相當驚人，火鍋食材應該儘可能少點。

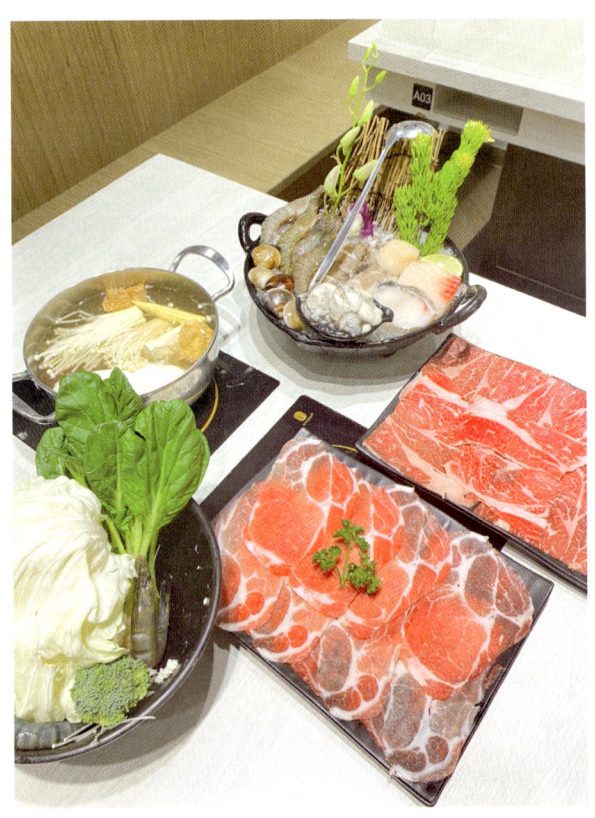

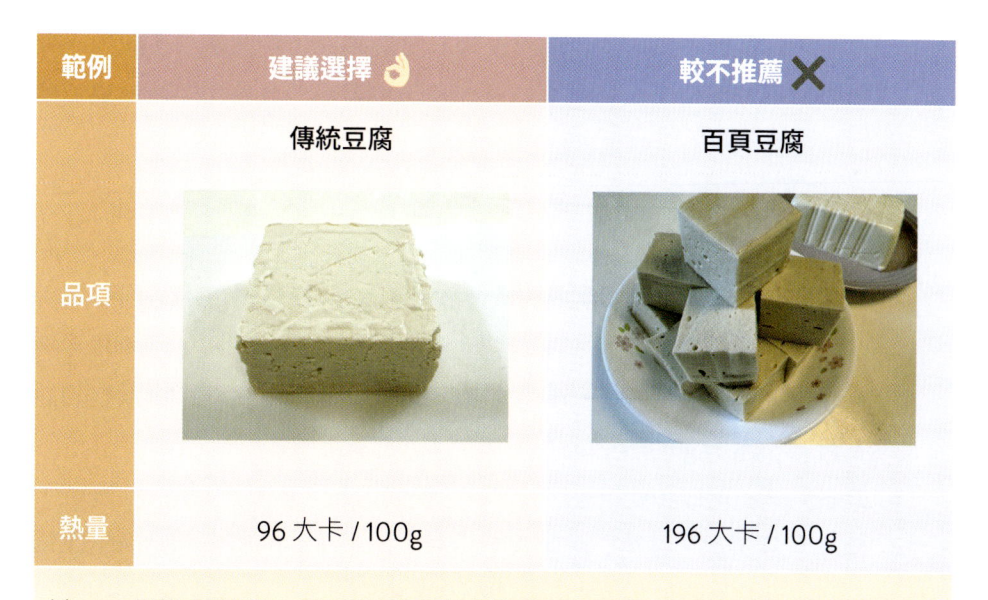

範例	建議選擇 👌	較不推薦 ❌
品項	傳統豆腐	百頁豆腐
熱量	96 大卡 / 100g	196 大卡 / 100g

以 100g 同等重量相比，百頁豆腐相較於傳統豆腐，熱量高出足足 2 倍！因為百頁豆腐的製程會加進比較多的油脂，而且百頁豆腐孔洞空隙很多，非常容易吸附湯汁，導致額外攝取較多熱量和鈉含量。

蔬菜怎麼選？

- 蔬菜類和菇類可多點選食用，如高麗菜、大白菜、茼蒿、蕃茄、金針菇、杏鮑菇、黑木耳等。現在有些火鍋店點餐時可指定配料要蔬菜還是火鍋料，或可以直接請店家把菜盤的火鍋料直接替換成蔬菜類。

主食怎麼選？

- 火鍋店的附餐通常會提供白飯、冬粉、王子麵、烏龍麵等選項，但菜盤中附的芋頭、玉米、地瓜、南瓜、山藥、蓮藕等食材，其實也是屬於澱粉類，若有攝取上述的這些澱粉食材，建議應減少附餐米飯麵食的攝取，如果不會餓，其實也可以不用點附餐主食。

- 冬粉的熱量雖低但吸水性極佳，容易吸取湯汁中的熱量，不同的烹煮順序熱量差異很大，若將冬粉放到最後才煮食，或是加到麻辣鍋等重口味湯底中烹煮，熱量更是直接翻倍。

醬料怎麼加？
- 許多人吃火鍋總喜歡搭配一碗特製醬料，但醬料的調配也是大有學問！應該儘可能減少沙茶醬、蒜蓉醬、豆瓣醬、香油、辣油、芝麻醬等調味料，因為醬料的熱量和鈉含量都不容小覷！尤其台灣人很愛吃的沙茶醬，一匙 15g 的熱量就超過 100 大卡，應避免食用。
- 醬料的調配可以多利用天然香辛料，例如蔥花、薑末、蒜泥、生辣椒、檸檬、蘿蔔泥、香菜、洋蔥末等食材，加上少許的清醬油、白醋作為沾醬，就可以降低不少的熱量和鈉含量攝取。

健康吃鍋小撇步

煮火鍋時的下鍋順序很重要

推薦的下鍋順序為：
蔬菜→主食→火鍋料→肉類

煮火鍋的下鍋順序很重要，建議可以先煮蔬菜、菇類和根莖類澱粉主食，先吃一碗蔬菜墊胃飽腹，再吃玉米、芋頭等根莖類澱粉食材，可以增加飽足感；若要煮冬粉、麵條等附餐主食，請記得要在放入火鍋料和肉片等食材之前，這樣可以避免它們吸附湯底的熱量、油脂和鈉。

■ 喝湯要在涮肉和下火鍋料前

吃火鍋時如果很想喝湯，建議要在涮肉片和火鍋料下鍋前先喝，而且最多只喝一碗湯，才可以降低熱量、脂肪和鈉的攝取。如果湯底煮了一段時間後變得濃稠，可考慮加水稀釋，或加高湯時加入適量的水，這樣能降低整鍋火鍋的熱量和鈉含量。

■ 隨時撈掉火鍋的浮沫和浮油

享用火鍋時，建議隨時使用漏勺將浮沫和浮油撈掉，浮於上層的浮沫為肉類油脂與蛋白質混合物，撈掉不會影響火鍋的口感，還可以讓火鍋更美味，也能去除過多油脂，以降低熱量攝取。

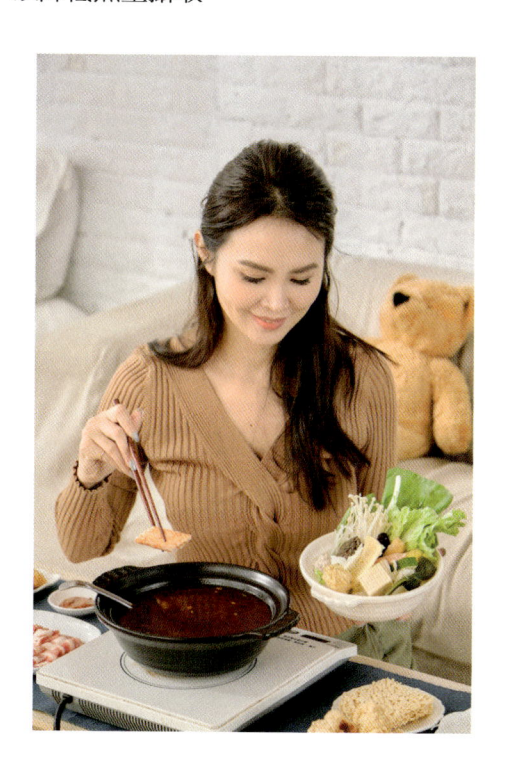

/ T I T L E /

中餐廳
外食攻略

　　中式料理是烹飪藝術的極致體現,擁有許多不同特色的菜系,中式料理不僅講求色、香、味俱全,製備過程更是繁複講究,通常既費心、耗時又考驗工夫。許多中式料理運用高溫和熱油,瞬間讓食材、香辛料和調味醬料釋放出迷人的香氣。然而,這也使中式料理多有熱量、油脂和調味料過量的問題,加上重口味的特性,也容易讓人不知不覺多吃幾碗飯。只要把握本篇的幾項選食原則和訣竅,在品嚐美味的中式料理同時,也能實現健康飲食的均衡目標。

▨ 中餐廳選食原則:依據菜名和烹調方式慎選菜色!

1. 中餐廳料理的很多菜色都是「先炸過再炒」,或是添加非常多調味料。可根據菜名選擇烹調方式比較簡單的料理,避免先炸過「再炒」或先炸過「再勾芡」的高油脂料理,例如糖醋、三杯、蜜汁、宮保或醬爆等菜餚。這些料理都用高油、高糖或加大量太白粉水勾芡,不但重口味、鈉含量高,油脂含量也非常高。

2. 參考第三章技巧2所學的烹調方式,儘量選擇「蒸、煮、燙、烤、清

燉、滷、涼拌、清炒」的菜色，像是清蒸鮮魚、烤海鮮、清蒸臭豆腐、酒蒸蛤蜊、燉雞、汆燙中卷、蒜香或薑絲炒時蔬等，可以省去不必要的油脂，且較能保有食物的原味，不會吃進過多調味料或油脂，造成身體負擔。

3. 以植物性蛋白質及白肉代替紅肉，如以黃豆製品、魚肉、雞肉取代牛肉、豬肉。點菜時建議點選豆腐、腐皮及豆干等菜色，或選擇魚、蝦、貝類等海鮮，以及雞肉、鴨肉、鵝肉去皮攝取，取代飽和脂肪含量較高的紅肉類，熱量也相對比較低。少吃高飽和脂肪、高油食物，如肥豬肉、蹄膀、雞皮、火腿等富含飽和脂肪的動物性脂肪食材，也應避免高油食物，像炸雞、炸魷魚圈等油炸菜色。

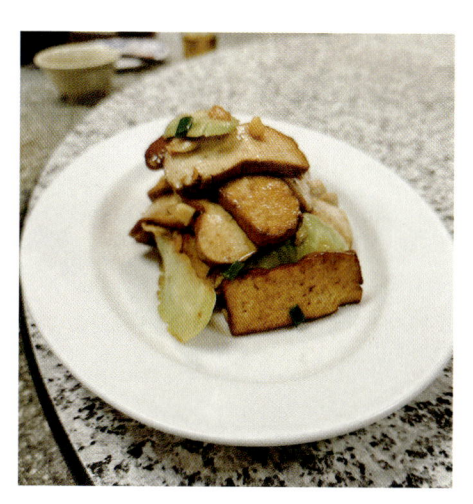

點餐時建議點選植物性蛋白質來代替紅肉。　　選擇清蒸的菜色，可以省去不必要的調味。

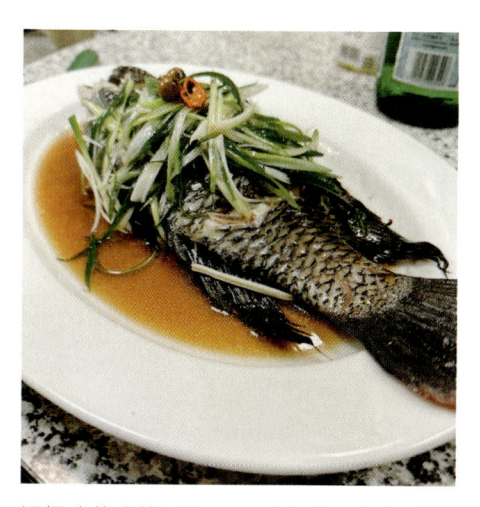

4. 在中餐廳點菜時非常容易忽略蔬菜，或點選的量經常不太足夠，建議點菜時先把蔬菜的部分確定下來，確保點到足量蔬菜。如果有蔬菜入菜的湯品，也能搭配點上一份，補充到更多樣化的各色蔬菜。
5. 中餐館用餐時都會習慣搭配酒水飲料，建議飲用無糖茶和水取代酒及含糖飲料，因為水和無糖茶零熱量，可以增加飽足感，並減少食物攝取量；而碳酸飲料、果汁等含糖飲料，以及啤酒、高粱等酒精性飲品，不僅熱量密度高，又沒什麼營養素，熱量攝取過多最終將轉化成體脂肪囤積於身體。

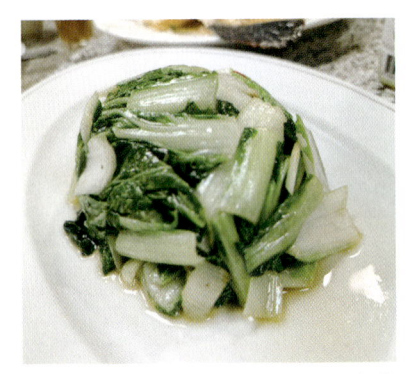

在中餐廳點菜時，非常容易忽略蔬菜。

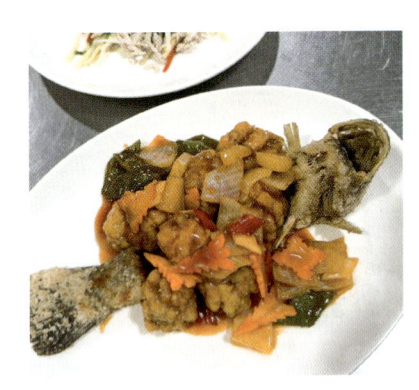

請避免先炸過「再炒」或先炸過「再勾芡」的高油脂料理！

中餐廳進食小訣竅

1. 中式料理菜色有時會過油或太鹹，提供大家一些進食的小訣竅，簡單的小動作可以為健康把關，更能避免攝取不必要的熱量：
   （1）用餐時可以準備一碗熱水或熱湯，把太油的食物都過 1～2 次熱水再吃，可以減少非常多不必要的油脂和重口味的鹽分。
   （2）夾菜時夾取上層菜餚，並把菜汁和油膩的醬汁瀝乾後再吃。
   （3）可以留一部分白飯，用於吸附醬汁和調味料，選擇吃另一邊乾淨區域的白飯。

2. 注意進食的順序，可以參考第三章，只要記得遵循一個原則：澱粉類食物最後再吃，可避免體內血糖迅速升高，導致過多的血糖轉變為脂肪囤積。另外，若飯前先吃蔬菜和先喝湯，可以增加飽足感，蔬菜熱量低、體積大，又能補充膳食纖維。但喝湯時要注意避免食用濃湯、重口味的湯品。

3. 用餐時細嚼慢嚥，延長進餐時間，細細品嚐感受美味，更能讓大腦有足夠時間接收飽食訊號，避免過度進食。

4. 點餐和進食不過量，有些人點餐常喜歡刷一排，各種菜色都想吃吃看，但常因此吃不完造成食物浪費，或勉強吃完而過量進食。建議在有飽足感時即停止進食，吃不完的食物可以外帶隔天再吃，並於下次用餐時調整點餐習慣喔！

中餐廳的建議和避免菜色

		建議點選	斟酌點選
烹調方式		蒸、煮、滷、烤、清燉、涼拌、清炒	• 油炸物 • 先炸過「再炒」或「再勾芡」的高油脂料理，例如糖醋、三杯、蜜汁、宮保或醬爆等
菜單點選示範	小菜	涼拌海菜	麻油花干
	海鮮	蒜香中卷 滑蛋蝦仁 泰式檸檬蝦 清蒸石斑 涼瓜燜活蟹	三杯中卷 鳳梨炸蝦球 胡椒鹹酥蝦 糖醋鮮魚 星洲辣椒蟹
	鮮肉	彩椒炒牛柳 枸杞松阪豬 紹興醉雞	醬爆牛柳 XO 醬松阪豬 宮保雞丁
	豆腐	荷葉蒸豆腐	酥炸臭豆腐
	蔬菜	清炒時蔬 干貝花椰菜	乾煸四季豆 蟹黃燴花椰
	湯品	苦瓜蛤蠣雞湯	牛肉蛤蠣煲湯
	米飯	紫米飯	鹹魚雞粒炒飯

Chapter 4 ｜超級實用的外食攻略

/ TITLE /

西餐廳外食攻略

提到西餐廳，許多人都會聯想到充滿浪漫氛圍的美式或歐式餐廳，過去可能是特殊節日才會去光顧的地方，已成為外食聚餐常見的用餐地點。西餐廳的用餐方式較有儀式感，一般都會提供套餐式餐點或單點菜色，餐點種類一般分為開胃前菜、湯品、餐前麵包、主菜、主食、飲料、甜點等項目，準備大快朵頤之前，快來看看飲食要注意的事項吧！

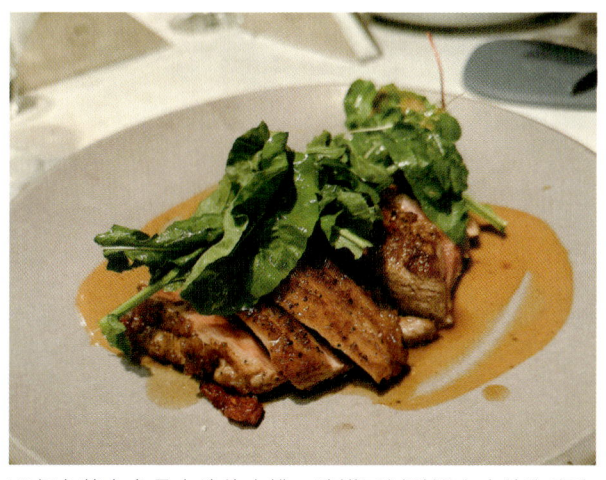

西餐主菜大多是大塊的肉排，建議可以點選白肉的海產和雞肉。

西餐選食原則：避免濃湯類及濃稠醬汁！

❶ 前菜怎麼選？

(1) 若菜單有新鮮的生菜沙拉可點選，千萬別錯過！它將是前菜的最佳選擇，因為西餐內容通常缺乏蔬菜，而生菜沙拉正好能補足這一塊，用餐前來上一盤，能讓你一次吃到小黃瓜、蕃茄、蘆筍、萵苣、青花菜或紫色高麗菜等各色蔬菜。

(2) 前菜調味用的沙拉醬，多為油、糖、蛋等原料調製而成的，例如凱薩醬、千島醬，最好選擇和風醬、油醋醬、優格醬。

(3) 通常在上主菜之前，會有一些佐餐的麵包，例如小餐包、雜糧麵包、法國麵包、大蒜麵包等，其實可作為主食的來源，就不要再塗奶油或果醬。

❷ 湯要怎麼選？

西餐的湯品通常可分為濃湯和清湯兩大類，濃湯在製作時會以麵粉和奶油調和，應避免選擇，若再覆蓋上以酥油揉製出具有酥度的酥皮，例如酥皮濃湯，熱量極高。建議選擇清湯類的湯品，如羅宋湯、蕃茄湯、洋蔥湯、牛尾湯等。

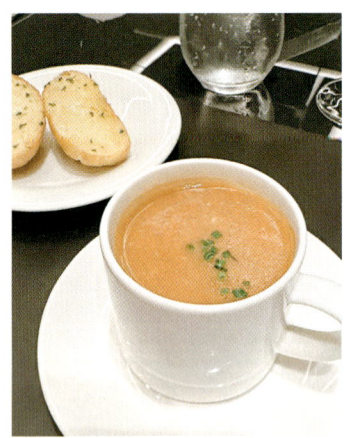

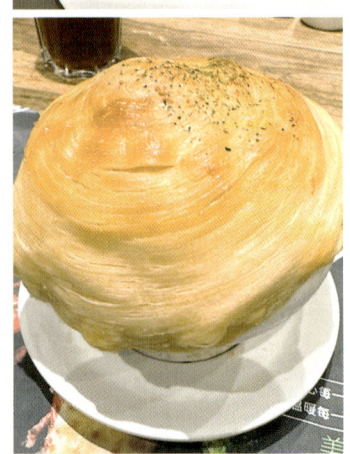

❸ **主菜怎麼選？**

(1) 西餐主菜常見大塊的肉排，建議點選白肉的海產和雞肉為較佳的選擇，因為含油量較少，份量也較小，例如烤春雞、龍蝦、櫻桃鴨胸等。因為紅肉的牛、豬或羊排的含油量較高，且份量也偏大（一盎司的肉可用一份肉類來估算，一份主餐供應份量常容易超過一天的蛋白質需求量）。若非常愛吃牛肉的人，可點選菲力、板腱等部位的熱量及油脂最低。

(2) 烹調方式以蒸、燉或烤為佳，如要選用油炸、油煎的烹調方式，雞肉、魚類則可先將外皮剝去再食用。

(3) 肉類在烹調過程其實已有調味，以儘量少添加醬料為原則，可以選擇沾點海鹽、玫瑰鹽或其他調味鹽，就不用再另外加黑胡椒醬、蘑菇醬及牛排醬等勾芡類醬汁。

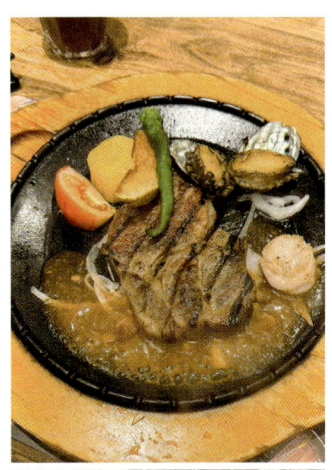

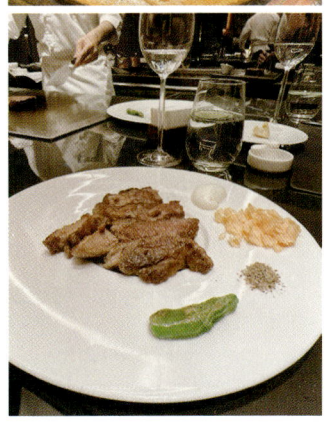

❹ **主食怎麼選？**

(1) 義大利麵建議優先選擇清炒的口味，例如白酒蛤蠣、蒜味辣椒麵、蒜香小卷麵、田園時蔬麵，奶油白醬、青醬、紅醬系列熱量會較高。義大利麵醬料熱量由高至低排序：白醬＞青醬＞紅醬＞清炒。

- 白醬：以高乳脂含量的全脂牛乳或鮮奶油為原料，視個人喜好加入麵粉與起司，醬汁相當濃稠有味。
- 青醬：以橄欖油、羅勒、松子、起司粉及蒜末調成的醬汁，在台灣常使用九層塔取代羅勒，是香氣足、但含油量偏高的醬汁。
- 紅醬：以新鮮蕃茄為基底，去皮、切碎，再加入洋蔥、胡椒、香草、鹽、油、醋，是使用量最多且應用廣泛的醬汁。
- 清炒：以橄欖油爆炒蒜末或洋蔥丁。

(2) 從菜名可簡單判斷添加的材料，例如「焗」是加入奶油和起司一起烹調，「派」、「千層」則多為酥皮及使用大量起司的料理，這些都是相對高油脂的食物，建議點菜時減少點選這類料理。

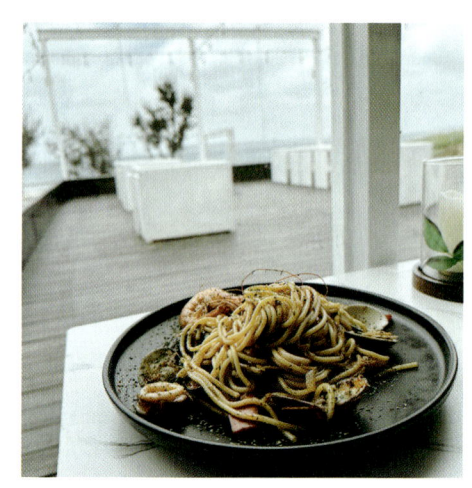

選擇長麵條的熱量會較低，所包覆和附著的醬汁會較少。

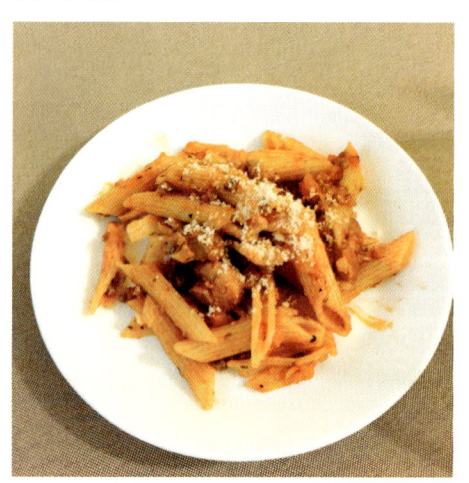

市售的造型麵條相當多元，會包覆和附著較多的醬汁。

(3) 義大利麵的麵型相當豐富，最廣為人知的是實心長麵條，通常這類長型麵條熱量較低，相較於螺紋通心麵、蝴蝶麵、橫紋貝殼麵等造型麵

條，所包覆和附著的醬汁會較少。

❺ 飲料怎麼選？

大餐之後可以選擇清爽無糖的飲品，例如無糖紅茶、無糖綠茶、黑咖啡、不外加糖的水果茶、花茶等去油解膩。無糖綠茶所含的兒茶素成分不僅抗氧化，更可以幫助脂肪代謝。

❻ 甜點怎麼選？

飯後甜點最好選用新鮮水果，或點選果凍、蒟蒻、愛玉、銀耳湯等凍類和甜湯，取代高熱量的蛋糕、慕斯、布丁、奶酪、冰淇淋等較高熱量甜點。

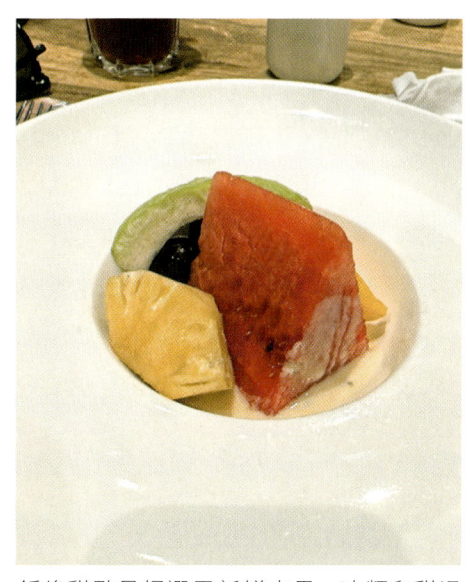

飯後甜點最好選用新鮮水果、凍類和甜湯等，來取代高熱量的甜點。

西餐健康搭配示範：小酌怡情，大飲傷身！

西式餐廳的用餐氛圍，往往少不了酒精飲品搭配餐點，適量飲酒能提升用餐情調，讓餐點風味更添層次，但如果不小心喝過頭，則會對健康帶來負擔了！

❶ 常見酒類的酒精濃度與熱量比一比

(1) 非烈酒 (酒精濃度)：每 100ml 熱量
- 啤酒 (3.5-5%)：30-45 大卡

- 風味啤酒 (3-9%)：40-80 大卡
- 紅酒 / 白酒 (10-12%)：80-85 大卡
- 利口酒 (4-7%)：70-85 大卡
- 果味酒 (12-20%)：100-220 大卡

(2) 烈酒 (酒精濃度)：每 100ml 熱量
- 白蘭地 (約 40%)：220 大卡
- 威士忌 (約 40%)：220 大卡
- 琴酒 (約 40%)：220 大卡
- 伏特加 (約 40%)：220 大卡
- 高粱酒 (38-58%)：200-320 大卡

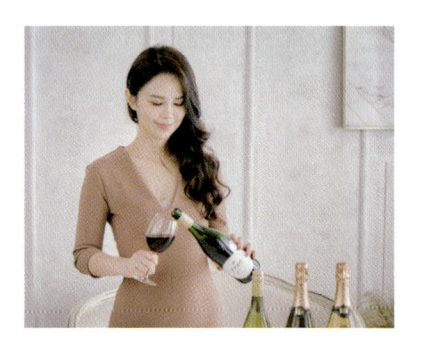

❷ 一天到底能喝多少酒才不過量呢？

根據國民健康署的建議，男性每日不可攝取超過 20g 的酒精量，女性每日不可攝取超過 10g 的酒精量。然而，一般人對於「酒精量」這個數字，可能讓人難以具象化，實際上換算成各類酒精飲品的標準量，大致如下：

(1) 烈酒：

如白蘭地、威士忌、琴酒、伏特加、高粱酒等酒精濃度高的酒類。女性建議每日不可攝取超過 30 ml、男性建議每日不可攝取超過 60 ml。通常一杯 shot 或裝烈酒的小杯子就大約 30 ml，換句話說，女生喝 1 杯、男生 2 杯就已達標，這時候就該適可而止，避免無意間超過建議攝取量。

(2) 非烈酒：

非烈酒的酒精濃度雖然稍低，但有些帶甜的酒類容易忽略酒精濃度，不知不覺就過量飲用，如啤酒、風味啤酒、利口酒等，女性建議每日不可攝取超過

250 ml、男性建議每日不可攝取超過 500 ml；若是飲用紅白酒、果味酒，女性建議每日不可攝取超過 100 ml、男性建議每日不可攝取超過 200 ml。因此，點選單杯的話，女生控制在 1 杯、男生最多 2 杯，既能享受美酒，也不會影響健康。

適量飲酒可以讓聚餐更添樂趣，但掌握攝取量與頻率，才能真正做到「喝得開心，也喝得安心」。無論選擇哪種類型的酒，都建議搭配餐點慢慢品嚐，避免空腹飲酒。記得，飲酒是一種享受，而非比賽，適量才是品味的關鍵！

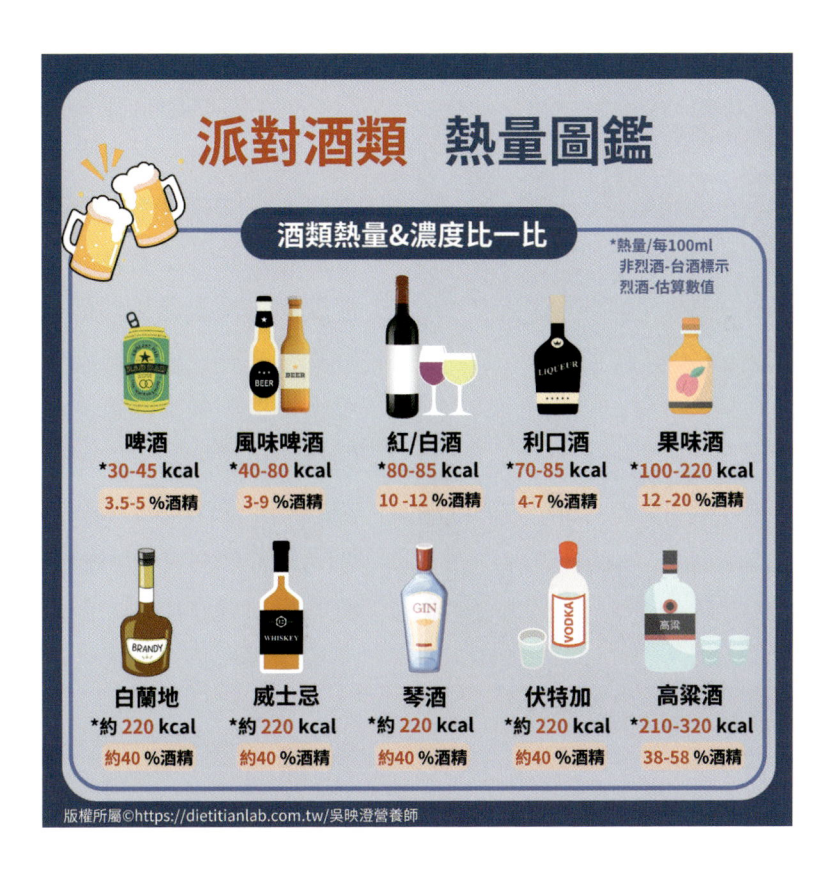

派對酒類 熱量圖鑑

酒類熱量&濃度比一比

*熱量/每100ml
非烈酒-台酒標示
烈酒-估算數值

酒類	熱量	酒精濃度
啤酒	*30-45 kcal	3.5-5 %酒精
風味啤酒	*40-80 kcal	3-9 %酒精
紅/白酒	*80-85 kcal	10-12 %酒精
利口酒	*70-85 kcal	4-7 %酒精
果味酒	*100-220 kcal	12-20 %酒精
白蘭地	*約 220 kcal	約40 %酒精
威士忌	*約 220 kcal	約40 %酒精
琴酒	*約 220 kcal	約40 %酒精
伏特加	*約 220 kcal	約40 %酒精
高粱酒	*210-320 kcal	38-58 %酒精

版權所屬©https://dietitianlab.com.tw/吳映澄營養師

外食族必學的健康擇食法

/ TITLE /

下午茶外食攻略

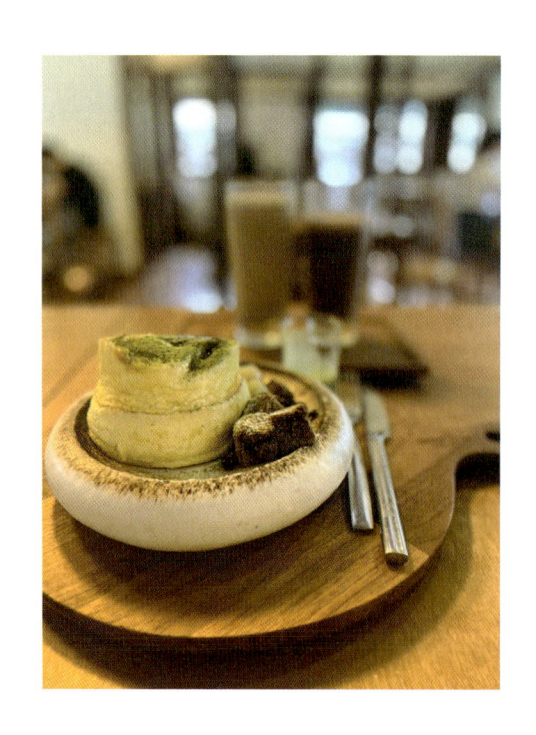

　　下午茶時間是許多上班族工作的療癒時刻，不過下午茶的零食點心，隱藏許多含有高糖分、油脂和熱量的地雷食品，除了可能讓你的減重成果功虧一簣，長時間下來對我們的健康勢必造成很大負擔，未來罹患各種慢性病的機率也會增加。但如果嘴饞很想吃下午茶時怎麼辦？其實也並非完全都不可以吃，只要掌握本篇的幾項選食原則，並依照推薦品項選擇食物，一樣可以開心享受下午茶！

下午茶選食原則：不怕胖的飲食小技巧

❶ 零食點心的熱量建議控制在 200 大卡

下午茶零食點心的熱量，建議控制在 200 大卡以內，占總熱量攝取的 10%，很多人減肥時不吃飯，刻意把熱量留給甜點，但甜點是空熱量且缺乏營養，適度的解饞無妨，但千萬別把甜點作為正餐。攝取過量的精製糖類，會對健康造成許多不良影響，例如血糖、膽固醇及三酸甘油脂、脂肪肝、肥胖及癌症等。

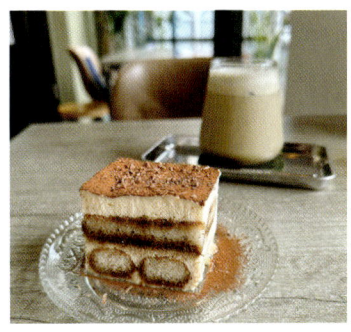

攝取過量的精製糖類，會對健康造成負擔。

❷ 購買時包裝份量越小越好

真的很想吃零食、餅乾時，記得選擇小份量的包裝，或自行將大包裝分裝成適當份量，避免將一大包零食放在隨手可得之處，如果毫無節制地拿取，一不小心就會吃過量。

❸ 增加咀嚼的時間，延長飽食感

選擇需要「咀嚼」的食物，例如堅果類或高纖維的蔬果，慢慢吃可以增加飽足感及滿足感。

❹ 選擇正餐沒吃到的食物類別為優先

正餐沒攝取到的食物類別，這時候就可以挪來當下午茶吃，例如午餐蔬菜不足，下午茶就可以補充生菜沙拉；早餐時沒攝取乳製品，下午茶就可以吃優格解饞。若下午茶有攝取零食點心，記得下一餐就要扣除熱量，減少進食量。

❺ 原味、原型食物為優先選擇

儘量選擇「原味」和「原型食物」為優先，不要挑選過度調味的零食點心，可減少不必要的糖分、鹽分及食品添加物(如香料或色素等)，會相對比較健康和安全。

下午茶健康搭配示範：選對下午茶，努力不白費！

下午茶該如何健康又美味？其實只要選對下午茶，還是可以在滿足口腹之慾的同時，還能讓你努力減重的成果不白費！以下推薦幾項適合下午茶食用的零食點心。

❶ 水果

下午嘴饞想吃點心的時候，不妨來一份水果吧！大部分國人每天水果攝取都未達2份，水果富含維生素C、維生素E、鉀、植化素、膳食纖維等營養素，具有抗氧化功能，可以有效地保護身體細胞免受自由基的危害。

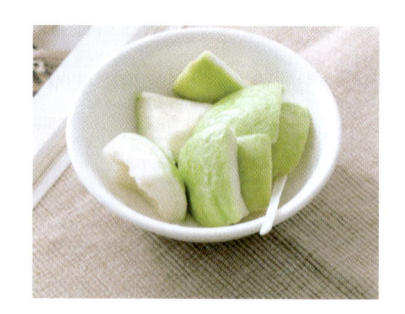

❷ 生菜沙拉

生菜沙拉體積大、熱量又低，熱量的主要來源為沙拉醬，若選擇以油醋醬簡單調味，不僅可以增加每日攝取的蔬菜量，還可以攝取到膳食纖維和植化素，作為下午茶對健康有益還毫無負擔！

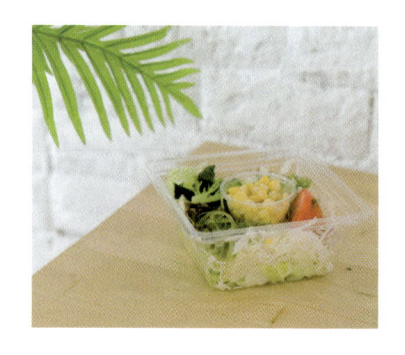

Chapter 4 | 超級實用的外食攻略

❸ 無糖優格 / 優酪乳

優格 / 優酪乳除了是優質蛋白質和鈣質的良好來源，還能補充到對腸道有益的益生菌，不僅有助於維持腸道菌叢的正常生長，還能提升飽足感。

❹ 地瓜

地瓜富含膳食纖維，可以增加飽足感，是營養價值豐富的澱粉類食物。記得有攝取地瓜時，晚餐的主食就要減量。

❺ 豆花

豆花的主要原料是黃豆，含有低脂的植物性蛋白質、磷脂質、植物固醇，但豆花添加的糖水和配料，是讓熱量暴增的大地雷。豆花的配料，建議避開精製澱粉系列的配料，可選沒有糖分的仙草、愛玉、白木耳，取代精製澱粉類的珍珠、芋圓、地瓜圓、湯圓等，如果加入蜜地瓜、蜜芋頭、薏仁、紅豆、綠豆、燕麥等未加工的澱粉類，也要記得減少晚上的飯量。湯底建議選擇無糖豆漿或鮮奶，以此取代糖水可減少精製糖，會較為健康。

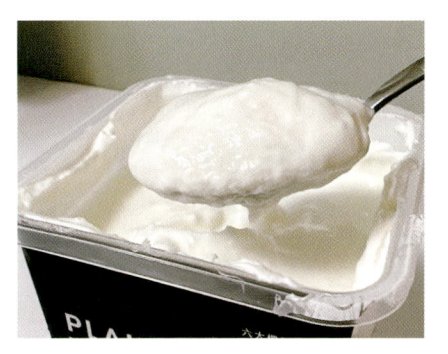

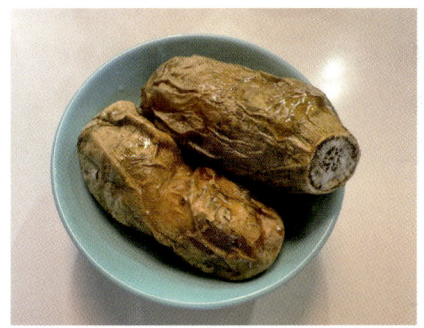

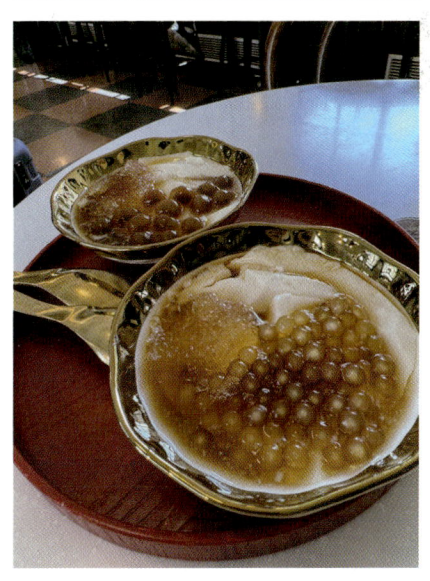

❻ 零食怎麼選？

零食建議選擇原型食物為主，但需要注意並控制份量，例如堅果、果乾、海苔等，份量小小的會很容易攝取過量。

(1) 無調味堅果
建議每天用一份堅果種子類來取代食用油，選擇原味的產品為佳。堅果含有健康的不飽和油脂，可延緩胃排空的速度，並且吃的時候需要仔細慢慢咀嚼，有助滿足口腹之慾。

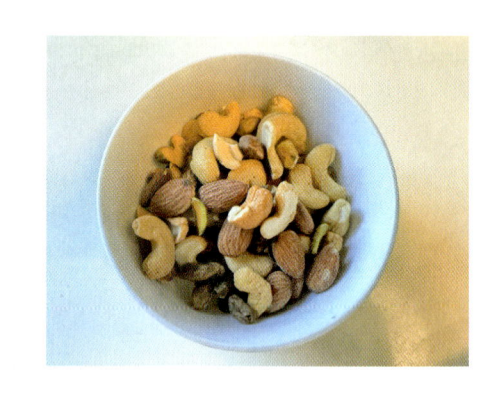

(2) 無調味海苔
無調味的海苔本身熱量低、含有豐富礦物質，不過市售產品多半都是調味過的，不僅太油、太鹹、鈉含量過高，建議購買前看清楚包裝上的營養標示，優先挑選「薄鹽」、「低鈉」的產品。

(3) 果凍、蒟蒻乾
果凍和蒟蒻乾產品需要咀嚼，可滿足進食的口慾。有些市售果凍是添加水果香料和色素所調味，但已有產品能同時兼顧口感與營養。蒟蒻乾選擇「原味」的熱量、糖及鹽分都比較少，但市售產品

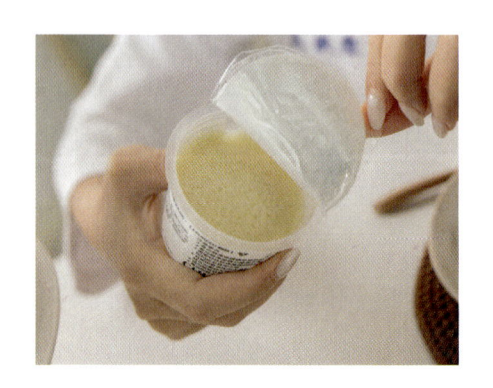

大多都是加味產品，如五香、黑胡椒口味的蒟蒻乾，不妨花點時間仔細閱讀標示再選擇。

(4) 原味果乾

無調味的水果乾，在零食界算是相對健康的選擇，但果乾不宜吃過量，且不能完全取代新鮮水果，因果乾的製作過程會讓部分營養流失。果乾也容易低估攝取份量，例如葡萄變成葡萄乾，糖分保留但體積變小許多，一不小心容易過量攝取。

(5) 無調味穀物米果

現在市面上可找到一些膨發穀物製成的米餅及米果，類似傳統的「爆米香」，是未精製的穀類所製成，例如糙米、糙薏仁、黑米等，可做為下午茶的點心，建議選擇低糖或無調味較好。

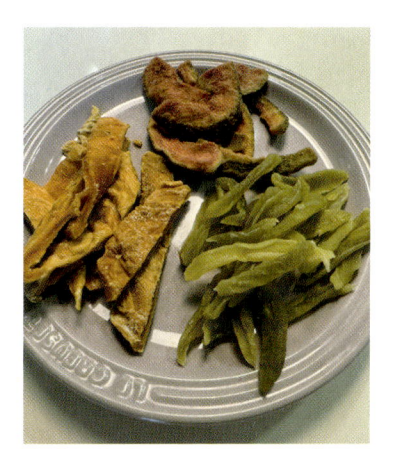

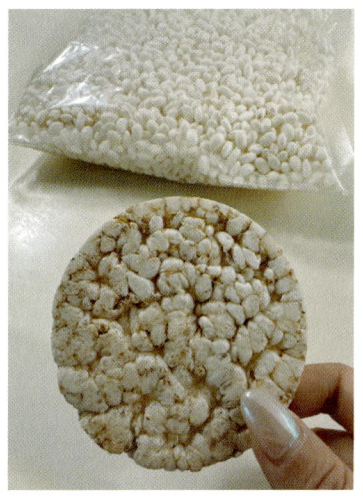

無調味穀物是下午茶的好選擇。

外食族必學的健康擇食法

品項	熱量（大卡）	品項	熱量（大卡）
奶油酥餅 (75g)	347	乳酪蛋糕 (59g)	216
太陽餅 (52g)	265	鮮奶酪布丁 (139g)	209
牛舌餅 (60g)	248	蜂蜜蛋糕 (49g)	176
鳳梨酥 (27-36g)	115-173	布丁蛋糕 (47g)	125
桂圓蛋糕 (57g)	234	紅豆麻糬 (72g)	146
紅豆車輪餅 (93g)	226	草莓大福 (70g)	128
銅鑼燒 (82g)	224	吊鐘燒 (30g)	68

資料來源：台灣小吃營養大解析
* 各店家製作方法、食材種類及份量差異，均可能影響熱量計算

Chapter 4 ｜超級實用的外食攻略

/ TITLE /

手搖飲
外食攻略

　　台灣的手搖飲文化聞名全球，手搖杯飲料店遍布大街小巷，每隔一段時間就有新興的飲料品牌出現，讓人忍不住想嘗鮮。對許多人來說，手搖飲不只是解渴，更是一種上班紓壓的小確幸！不過，手搖飲的熱量和含糖量相當驚人，長期飲用可能引起三高問題，不僅會對健康構成潛在威脅，甚至加速皮膚老化的速度。當你非常想喝飲料的時候，到底該如何才能「輕鬆無負擔」的享受手搖飲呢？本篇將分享給你，在享用手搖飲的同時，既能滿足口腹之慾又能兼顧健康的選擇攻略。

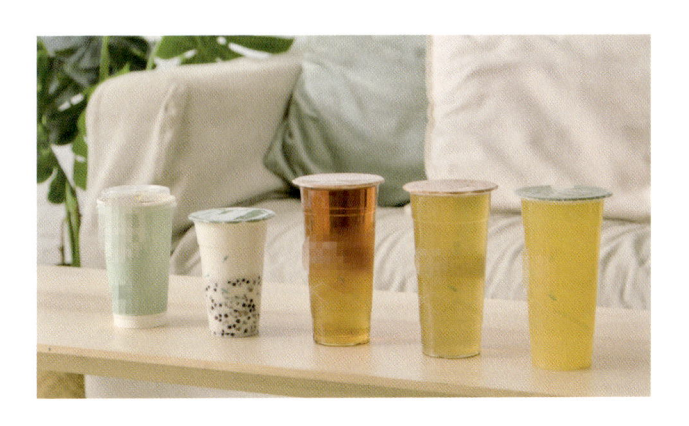

◩ 手搖飲健康點選攻略：

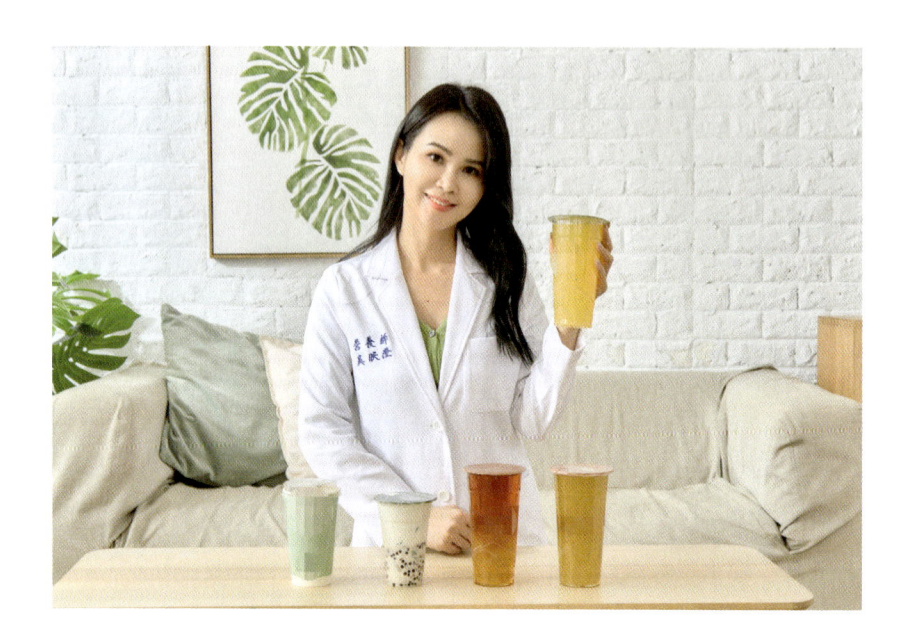

❶ 單品茶為優先選擇

單品茶或黑咖啡只要不加糖，都是近乎零熱量。若點選調味茶飲，則會有額外添加的糖漿和各種風味成分。而且，每家店添加的糖量不盡相同，建議最保險的方式還是選擇無糖的紅茶、綠茶、烏龍茶、各式單品茶，不僅能夠解渴，又能喝到茶葉中的健康成分。

Chapter 4 | 超級實用的外食攻略

範例	建議選擇 👌	較不推薦 ✗
品項	無糖綠茶	蜂蜜檸檬綠茶
熱量	0 大卡	430 大卡 (L)

無糖的各式單品純茶,無加糖則無多餘熱量,解渴又能喝到茶的健康成分。
例如無糖綠茶,無糖近乎零熱量,還能攝取到兒茶素!而調味後的蜂蜜檸檬綠茶,大杯熱量就高達 430 大卡!

❷ 鮮奶茶優於奶茶

市售手搖飲的菜單上,奶香茶飲大多區分為奶茶和鮮奶茶 2 大類。奶茶多為添加「奶精粉」、「奶球」等,奶精粉的成分是氫化植物油、玉米糖漿、香料及許多添加物,會有額外多餘的熱量和油脂,也有反式脂肪的疑慮,屬於高油、高熱量的加工產品。

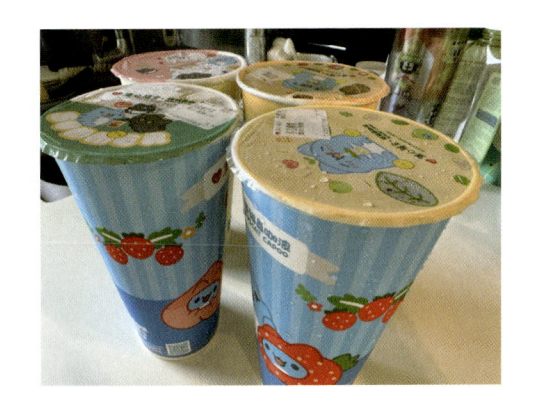

相反的,鮮奶茶則是在茶中添加「鮮奶」,飲用的同時也可加強補充鈣質。選擇添加的奶類可是大有學問,若選錯種類對健康的影響可就截然不同。下次嘴饞想喝奶類飲料時,建議可以點選鮮奶茶,用鮮奶代替奶精,不僅可以滿足口腹之慾,還能夠為身體補充更多的鈣質,一舉兩得!

範例	建議選擇 👍	較不推薦 ✗
品項	鮮奶茶	奶茶
熱量	365 大卡 (L)	450 大卡 (L)

市售手搖飲奶茶多為添加「奶精粉」、「奶球」等，鮮奶茶則為添加「鮮奶」，兩者營養組成差距甚大，嘴饞想喝奶類飲料時，建議可點選鮮奶茶，以鮮奶代替奶精。

❸ 注意帶有酸味的水果飲料

很多人喜歡點選天然鮮果調味飲品，覺得似乎較為健康！但其實有些帶有酸味的水果調味飲料，為了中和水果本身的酸味，所添加的糖量也不容小覷！

範例	建議選擇 👍	較不推薦 ✗
品項	鮮綠茶	鮮榨水果綠茶
熱量	143 大卡 (L)	459 大卡 (L)

帶有酸味的水果調味飲料，為了中和酸味所加入的糖量，實際上是一個隱藏的健康地雷。以綠茶為例，一旦添加了鮮榨水果調味，熱量差距可能高達 3 倍之多！

❹ 加料或慎選配料

手搖飲品常見的配料大多屬於澱粉類,像是珍珠、粉圓、粉條、芋圓、地瓜圓、紅豆、綠豆等,這些配料通常都已浸漬於糖水,加了配料雖然增添了口感,但也帶來了額外的熱量。因此,當天有攝取這些飲料時,要特別注意主食攝取量,避免攝取過多的碳水化合物。

另外,近年非常熱門的「奶蓋」,其實熱量相當驚人!若想增添口感層次,可以考慮添加凍類的配料,因為熱量通常相對較低,像是愛玉、仙草、寒天、桂花凍、菊花凍等,或是像奇亞籽、小紫蘇、山粉圓這類天然的原型食材,都是不錯的選擇。

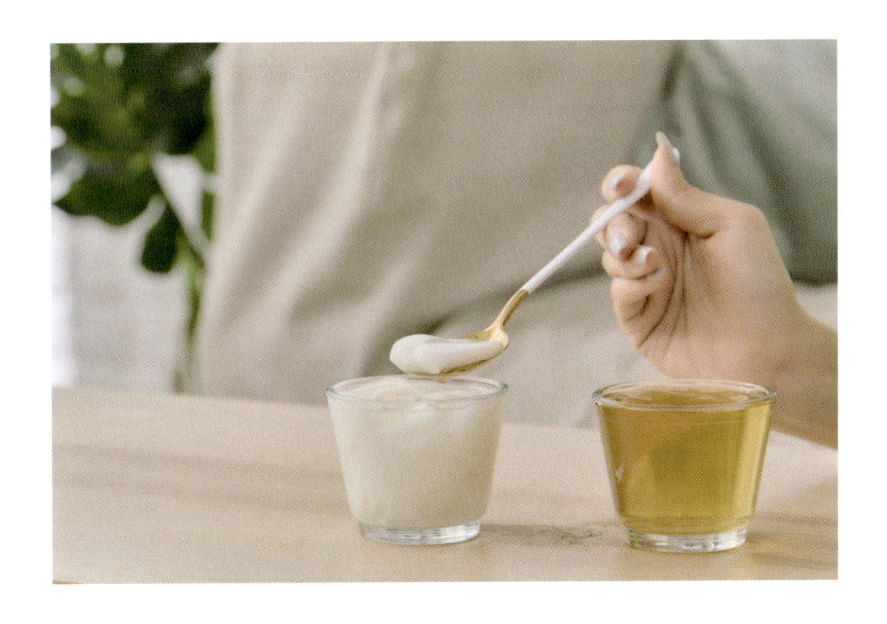

❺ 不加糖或糖量減量

在選擇飲料甜度時，建議優先考慮無糖或微糖，因為許多配料大多會先以糖浸漬過，所以即使選擇了無糖，所加點的配料仍會賦予飲料甜味。至於飲料的份量，則建議選擇中杯（M）淺嚐即可，這樣一來可以降低整體糖分的攝取量，同時又能夠滿足口腹之慾。

食藥署公布「連鎖飲料便利商店及速食業之現場調製飲料標示規定」，自2021年1月1日起已正式實施，只要是連鎖飲料的店家、便利商店的手搖飲，以及速食業現場調製的飲料，都需要標示「總糖量」和「總熱量」及總咖啡因含量，下次嘴饞想點選飲料時，可以先在門市或官網查詢相關健康資訊喔！

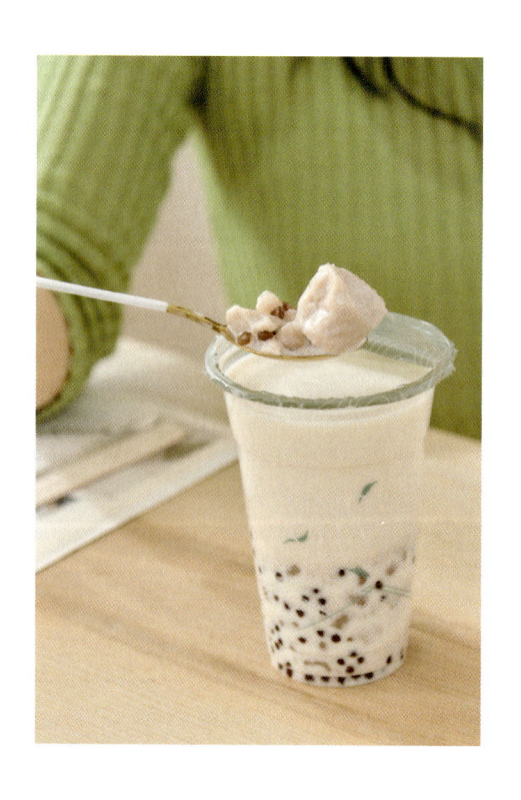

Chapter 4 | 超級實用的外食攻略

Orange Health 19

外食族必學的健康擇食法
10大外食技巧X 13種外食情境，營養師的健康飲食生活提案
作者：吳映澄 營養師

出版發行

橙實文化有限公司 CHENG SHI Publishing Co., Ltd
粉絲團 https://www.facebook.com/OrangeStylish/
MAIL: orangestylish@gmail.com

作　　者	吳映澄	
總 編 輯	于筱芬	CAROL YU, Editor-in-Chief
副總編輯	謝穎昇	EASON HSIEH, Deputy Editor-in-Chief
業務經理	陳順龍	SHUNLONG CHEN, Sales Manager
美術設計	點點設計✕楊雅期	
製版／印刷／裝訂	皇甫彩藝印刷股份有限公司	

編輯中心

ADD／桃園市中壢區山東路588巷68弄17號
No. 17, Aly. 68, Ln. 588, Shandong Rd., Zhongli Dist., Taoyuan City 320014, Taiwan (R.O.C.)
TEL／（886）3-381-1618　FAX／（886）3-381-1620

全球總經銷

聯合發行股份有限公司
ADD／新北市新店區寶橋路235巷弄6弄6號2樓
TEL／（886）2-2917-8022　FAX／（886）2-2915-8614

初版日期 2025年4月